U0048266

自然律例

地瓜餐創始人的養生之道

陳堅真——著

十週年・增訂版

新版序 遵循自然律例二十載，修養身、心、靈

地瓜餐創始人／陳堅真

自推廣自然律例二十年有餘，習醫近三十年，人生歲月已五十有五，自年輕病弱到老之將至健壯，實感謝生命中的貴人，在情志、情感的引導訓練。像是如何正確地處理自己的怒、喜、憂、悲、恐，讓身體得以承受，但不受害；使肌肉、內臟可以放鬆，更在自然律例中知道「順天者昌」的各種律法，飲食、作息、思惟，例如，日出而作、日落而息，四季飲食的調配、二十四節氣對於情緒、病況及思惟的影響，種種修習，讓我能上知天文，下知地理，中知人事，見人說人話，見鬼說鬼話，句句是真心話。

能獲得這些專業知識，我也有許多感謝。上有父母的教導，父親的正直智慧，剛正不阿；母親的藥草知識及樂天與變通的個性；兄長的犧牲、慈悲與公道，都是我的榜樣。

中有師長及平輩們的教導，從小的學校教育，到前往中國進修醫學，更吸收許多民間及宗教有益的知識，讓我得以解惑、解難、解困，解脫了生老病死、氣怒怨恨、愛恨情仇，及各種無名枷鎖。

當然，下有子女，使我感到幼童的稚真、善巧、勇敢、易於和息、容易受教運用，讓我在年老之際，卻更像孩童一般擁有懷抱信任、探索、開懷的心胸。在自然律例的教室中，看到許多父母帶著幼小的孩子一起上課學習，二、三年過去，這些孩子儼然已是醫者，他們成長的模樣，讓我的人生倍感價值。

適逢《自然律例——地瓜餐創始人的養生之道》一書出版十週年，我決定重新增修內容出版，除了感謝多方人員的幫助與支持，更感謝此書的內容對您能有所貢獻，讓您的身心靈都像我一樣，越老越健壯、喜悅，老有所用。

目錄

第十課 回春與帶氧運動

楔子 死去，活來——陳堅真的生命軌跡

徐風拂過的日式小木屋中，坐滿了聚精會神的學員，他們也許就住在這個城市，也許是遠從另一個城市來到這裡，但是不管來自何方，他們都有一個共同目的——仔細聆聽自然律例和地瓜餐創始人陳堅真講解自然律例的道理，並學習如何在行住坐臥中回歸自然律例。

與生俱來的劣勢

第一次見到陳堅真的人很容易感到吃驚，若不是她就在白板前侃侃談論著自然律例的真義，有人可能會以為她不過就是菜市場裡一個隨處可見的婆婆媽媽。一般人想像養生專家應有的容光煥發和紅潤氣色，從陳堅真身上，不一定能夠找到等於符號。但是，她不曾刻意去裝飾自己，也不在意別人怎麼看待，因為她很清楚，過去一萬多個日子以來，她的身體狀況、容貌及精神狀態再也沒有比現在更好了。可不是？拿出陳堅真二十年前的照片，和現在的她對照比較，不需明眼細看都可以發現，二十年

後，她的容貌居然比二十年前更年輕。

「二十多歲就有五十歲的老態，那是因為天生的劣勢所致！」因為家貧，陳堅真曾經被迫放棄就學，到了小學三年級還不認得字，曾經每天凌晨三、四點就要到冷冽的剝蝦廠打工。十三歲那年開始，當同學都還在作夢並享受著家庭溫暖的呵護時，她便為了打工貼補家用，上學前須先去送報、打掃旅館；國三那年，更轉進夜校就讀，清晨先去送報，白天再到貿易公司和營造廠當實習生。

先天體質不良加上勞累過度，讓她雖值青春年華卻全身無處不病。儘管想要咬牙硬撐，終於還是抵擋不住病魔的折騰。在她十四歲的某一天，持續四十一、二度的高燒嚇壞了家人，縱使家計已經捉襟見肘，還是不得不把她送到醫院。可是醫生的治療並沒有改善她的病痛，狀況甚至越來愈糟，心、肝、脾、腸、胃、腎、眼、耳、鼻、口……身體上下無處不在興風作浪。

醫生見她如此，先是斷定為盲腸炎，並且緊急將她送進開刀房開腸剖肚，切除了無辜的盲腸，才發現根本就不是盲腸惹的禍。頭痛醫頭，腳痛醫腳，整整折騰了一個月之後，陳堅真的病情依舊毫無起色，於是醫生束手無策，同時也宣布只能聽天由命了。

可能是老天爺憐憫吧！就在母親抱著姑且一試的心情讓她喝下一副草藥之後，歪打正著，她的病居然奇蹟般地好起來。「長大了，研究了草藥，才知道媽媽給我喝的東西原來是路邊隨處可以找到的『化石草』。學醫之後，才知道那時自己罹患的肝囊腫，在當時的死亡率高達百分之九十八。」

靠著藥草撿回一條命的經驗劇烈地衝擊了她，雖然當時仍然年少懵懂，卻從此開啟陳堅真對於傳統醫學和自然力量的信心與好奇。「被醫生宣布放棄的病症，居然只靠著一種不起眼的小藥草就解決了，自然的力量何其浩瀚、何其奧妙！人能夠不去師法大自然，違背自然律例的運行嗎？」

但命運之神總是愛惡作劇，當她才病癒返家沒多久，馬上又丟給陳家另一個難題。陳堅真的大哥在家人完全沒有心理準備的情況下，突然癱倒在床，時而全身無力，時而全身僵直，時而狂吼大叫，時而悲泣囈語。

「在重男輕女的時代裡，原本被視為傳宗接代重要角色的長男突然病了，這對一個家庭是多大的打擊啊！」不能接受事實的母親堅信一定有救苦救難的神佛可以幫助兒子脫離病痛的苦海，從此陳堅真便展開陪伴母親前往一間又一間廟宇去求神問卜的日子。那段期間，陳堅真不知道點燃了多少柱香、跪拜在多少神佛面前，但是哥哥的病情始終沒有起色。

從長輩口中，陳堅真驚訝地發現，原來大哥的精神疾病並非憑空而降，幾十年前，祖母也因為精神崩潰而自殺身亡。這時陳堅真的腦海裡浮現祖父易怒、情緒失控的畫面，也浮現父親經常盛怒、毆打母親和兄姐的場景。這時候她發現自己身體裡還埋著一顆不定時炸彈，她也終於明白為什麼自己總是容易情緒激動而且浮躁難安。

想到這裡，她知道自己身上遺傳的基因和健康狀況遠比想像中還要更差。未來，在找回健康的路上，還有更艱難而漫長的硬仗要打。

揮之不去的病痛

病痛彷彿一頭從泥沼裡跑出來的大鱷魚，死纏爛打，繼續地攻擊著陳堅真。

二十一歲那年，因為現實生活的種種和猶豫是否走進婚姻的壓力過於沉重，陳堅真舊疾復發。肝、胃、腸、腎再次亮起紅燈，她住進了醫院，體重一路下滑，整整瘦了十三公斤。訂婚的日子，已經到了，準新娘卻被病魔俘虜到醫院。原本就不被男方家庭接受的一樁婚事，因此掀起了更大的波瀾。

「當初男方家的親友沒有人肯相信我才二十多歲，他們甚至以為我是一個『再婚』

的女人。」她好生焦慮，不想拖累丈夫，深怕自己會成為對方一輩子的負擔。但是丈夫深知她的猶豫，更深愛她的良善。儘管訂婚之後，陳堅真接連在傳教中昏倒在地，以及因為不想步上哥哥後塵，而痛苦地承認自己有躁鬱症傾向，丈夫還是像吃了秤陀鐵了心般堅持要和她結婚，並且信心十足地像父親般保證：「病是可以醫的啊！沒有什麼病是不能治的。」

丈夫怎麼也沒想到，原來妻子羸弱的程度已經遠遠超過他的想像。新婚沒多久，兩人外出逛街，原本該是甜蜜的路程，對陳堅真來說卻是無比艱難的考驗。因為她連走上兩、三百步都有困難啊！每走幾步她就必須靠在路邊休息，有時在路旁的摩托車上坐一下，有時在人行道的花圃矮牆邊蹲一下，有時甚至隨處就找個固定物讓虛弱不堪的身體倚上一會。

更令她意想不到的是，生活的沉重壓力居然讓尿失禁也找上門。雖然知道自己腎臟、膀胱功能衰弱，但是陳堅真從沒想過自己會淪落到無法控制排泄的地步。「第一次尿失禁時，我感覺身體有異，於是本能地大喊著丈夫的名字，慌亂地從客廳起身想要跑進廁所，卻已經來不及了。」——震驚加上困窘、無助加上沮喪，陳堅真欲哭無淚卻又不得不去面對。

「婚後每天生活在一起，才徹底發現她的病竟是如此嚴重。」婚前執意要和陳堅真結婚的丈夫，看到新婚妻子每天因為身體不適而無法安眠，總要翻覆到天光微亮才能入睡，每天為了要控制自己的排泄而和病痛對抗，總是愁眉不展，面露病容，這時他終於明白：「想治癒她的病，怕是不簡單了。」

三個親生孩子，三道病危通知

然而病魔真正使出殺手鐧，還是在陳堅真懷孕生子之後。

二十七歲生下長女沒多久，陳堅真尿失禁的病情更加嚴重。才生下孩子，醫生就建議她做子宮切除手術，醫生認為她的子宮下垂的狀況已經嚴重影響膀胱功能，若是不切除，她從此就只能過著包尿布的生活。

切除子宮？陳堅真搖搖頭，懷抱著剛出生不久的粉嫩嬰兒，她想起自己一直以來就有著兒女成群的夢想，因此就算再痛再累，她也要為自己留下「生」機。

她向天父祈求，祈求天父賜與她力量，並且保守她懷中的新生命。豈料病魔比她快上一步，此時疾病已經臨到長女的頭上了。

才三個月的小嬰兒嚴重發燒、腹瀉到已經脫水的地步，住進醫院整整一個月，因為打針，細小的手腳無一處完好。沒有辦法之下，只能改打頭針，孩子原本茂密柔軟的髮絲一下子被剃得精光，取而代之的是一個又一個烏青腫脹的針孔痕跡。由於孩子的病況太特殊，連其他醫院的醫生也來會診，但一批又一批的醫生來了又走，孩子還是沒起色，最後，留給陳堅真的竟然只是一道冷冰冰的病危通知。

「那天，我到醫院的時候，發現她正蹲在病房浴室裡幫孩子洗澡，從不輕易掉淚的她竟邊洗邊哭。」看了看孩子，原本五公斤多的胖娃娃只剩下一層皮包骨，瘦到妻子一個手掌就可以托住，丈夫知道情況不樂觀，明知摯愛的妻女正遭受著心理和生理的痛苦折磨，他心痛萬分卻無能為力。

還好，在陳堅真不眠不休地照顧下，小小的生命總算保住了。提心吊膽的一次經驗，陳堅真再度對於西方醫學產生了不安全感。雖然自己和長女仍得繼續到醫院就診，但她心裡始終擺著一個大大的問號——「人類一定非得經過一大堆儀器和化學藥物的折騰才能戰勝疾病嗎？沒有更好更人性的辦法嗎？」

接下來，她開始過著早上看西醫，下午看中醫，晚上聽健康傳銷講座的日子。她拚命尋找希望，儘管每個月必須花五、六萬塊去買葯吃，儘管不知道吃進肚子裡的到底是什麼，但是她慶幸自己的丈夫可以供應得起這些費用，並且希望能夠從大大小小的藥罐當中找到解決的辦法。

對於一般人來說，自己體弱多病，孩子又是這麼「不好養」，生一個就嚇到了。但是陳堅真「痛過很快就忘了」，並且對於「生養眾多」的信仰和教導深信不疑。

然而，二十九歲生產第二胎的過程，再度讓人為陳堅真捏了一把冷汗。陣痛了三天三夜，在醫生宣布母親和孩子可能雙雙不保的狀況下，陳堅真被推進了手術室。不知道經過了多久，陳堅真總算醒過來。「孩子好嗎？」——她醒來的第一句話就是想要知道自己的骨肉是否健康。當她從丈夫的笑容得知孩子安好，喜極而泣的激動幾乎讓她忘了剛剛動過手術的一切疼痛。

這個孩子在體質上遺傳了陳堅真的天生劣勢，原本聰明可愛的小男孩突然患了嚴重的氣喘，在兩歲多時住進了醫院。兩個多月當中，陳堅真天天都擔心會再度接到病危通知。果然，病危通知又像揮之不去的噩夢般再次出現在她眼前。她心痛、著急，她無法承受，卻又不得不鼓起所有的勇氣去面對。

孩子總算是從鬼門關前繞了回來，陳堅真感動地跪下來感謝天父。但真正可怕的難題才要到來——就在陳堅真三十二歲生產第三胎時，她居然在產檯上中風了，甚至一夜白髮。「情緒對人的影響十分嚴重，尤其是本身體質已經不好的人。」在懷第三胎時，丈夫因為經商失策，讓她必須挺著大肚子陪丈夫四處奔走。夜深人靜的時候，童年那股貧困的滋味就會再度浮上心頭，她怕極了，怕辛苦撐起的家庭從此就要潰散，怕孩子的成長之路也和她一樣走得艱難……於是心力交瘁，帶給她中風和一夜白髮的後果。

無論如何，自己的問題得先擱下，因為剛出生不久的孩子還在和死神搏鬥著。她掙扎起身，坐著輪椅來到加護病房外看孩子，只是看到的竟不是粉嫩安詳的小嬰兒，而是一個全身插滿了管子的小東西。那是我的孩子嗎？她不敢相信，壓抑許久的情緒再也忍不住而完全潰堤了。

當然，她又收到病危通知了。

三個親生孩子，三道病危通知。同樣的經驗，卻沒有讓她減少任何痛楚。返家坐月子期間，孩子插滿管子的模樣日夜縈繞在她的腦海，勉強端起進補的湯藥和通血管的西藥，顫抖的手卻久久無法將湯匙送到嘴巴。她又無奈又沮喪地心想，難道自己和孩子真的就只能這樣被病魔玩弄嗎？她不服氣，決心和這個頑強的對手搏一搏。

走上習醫之路

此後，和病魔搏鬥的過程中，陳堅真不再採取守勢，她決定主動出擊，給病魔來個迎頭痛擊。

知己知彼，百戰百勝。陳堅真走進了醫療領域，先從傳統醫學開始學起。「當時，傳統醫學的教學方式還十分傳統，想學中醫，除了要師父首肯，重點是必須從學徒做起。」漸漸地，她對於中藥材的藥性和療效越來越有心得。心領神會的感覺讓她對於傳統醫學的奧妙愈發感到興趣，因此她繼續四處學習經絡、把脈、刮痧、拔罐等課程。

三十三歲那年，因為丈夫工作的關係，陳堅真和丈夫帶著三個孩子遷居香港。因著地緣關係，她除了在香港上遍眾多生機飲食名家的課程，也延請當地知名的中醫師到家中擔任她的家教。她像海綿一般，不斷吸收著主流醫學、藥草學、營養學、生機飲食、自然療法等各方面的知識。

走進醫學領域，彷彿找到自己前世的知己。每天連送報生都還沒起床，陳堅真便已經起身開始研讀。上從天文、中知人事，她無所不讀。之後她更前往美國、中國廣州、天津等地的知名大學和醫療機構學習民俗療法，最後畢業於湖北中醫學院，其間還甚至慕名前往武夷山拜師求醫。

經過十八年的努力學習，她融會了中西醫學理論、生機飲食理論，也領悟出自然與人體的關係以及自然律例的道理，徹底執行這個看似困難，實際上卻相當簡單的生活哲學，並且因為發現地瓜的神奇功效，而設計出「自然律例地瓜餐」。效果在她身上浮現了，過去的心臟病、肝臟病、腎臟病、腸胃疾病、尿失禁、手腳不聽使喚等症狀，一日比一日改善，一日比一日輕微，甚至連親人也對她老態龍鍾的容貌回春而感到不可思議。

至此，陳堅真已經不再害怕疾病這頭惡獸，因為她知道自己早已不是當年那個沒有還手餘地的小女孩了，因為她知道上天原本就為人類預備好健康和快樂的資源。就算是一個再羸弱的病人，都可以因為順應天地、執行自然律例而重新獲得健康。食物就是天地為人類準備的最佳良藥，吃對了食物、有了正確的作息，人類根本不需要花大錢就可以找回健康。小兵可以立大功，就像一株小小的化石草，便可以把她從死神手裡救回來一樣。

儘管這段期間，她再度發現自己的乳房出現硬塊，並且被西醫判定「疑似乳癌」。但是她選擇靠自然的力量來治療自己，選擇利用食物和作息來控制癌細胞，並選擇和自己的細胞對話。直到現在，癌細胞和她之間相安無事，兩者甚至已經成了可以共住一個屋簷下的室友。

陳堅真特殊的理論馬上在老師和同學之間引起震盪，但不同於大眾的看法總是孤獨。「連我的老師也認為我是精神病，要我別想太多，只要看熟、記熟書中的知識就好了。」於是她不再與人爭辯，只等待時間和空間去證明一切。畢竟從一開始，她習醫的目的就只是為了救自己和家人。

由於幾個朋友的口耳相傳，陳堅真的名字和自然律例養生祛病的方法，在香港傳了開來。許多對主流醫學沒有信心的患者陸續來到陳堅真家門口按門鈴，他們抱著求救的心情來向她求助。剛開始她不敢開門，因為她知道自己的理論必將遭受主流醫學的質疑，但是想起門外的人正在病痛的大海中載浮載沉，甚至可能已經徘徊在死亡的邊緣時，她於心不忍，於是她開啟了大門，也開啟了她走向救別人的這條路。

免費義務的指導和自然律例明顯的功效，讓來到家裡的人越來越多了。丈夫雖然對這樣的情況有些緊張，深怕沒有臺港醫療執照的陳堅真會遭到外界攻擊，但是因為主要課程是以養生為主，因此也不再多說些什麼。直到有一天，一位癌症患者在親人的攙扶下來按門鈴，丈夫終於發難了。他拒絕讓陳堅真開門，因為他擔心妻子用非主流的方式去救治一個瀕臨死亡的人——「那是多麼沉重的責任啊！」

但是陳堅真知道自己在做什麼——「他有能力走到我們家門口，他就有機會活下去。」於是門開了，這個癌症患者被攙扶了進來；四個月後，門再度開了，這個癌症患者已經可以自己走進來了；再過四個月，他身上的腫瘤已幾近消失。

發光發熱的生命

三十八歲那年，為了領養一個智障肢障的孩子，她和丈夫、三個親生孩子搬回臺灣，從此揭開她人生的另一個序幕。

剛回到臺灣時，她只是想要專心照顧好幾個孩子，以及自己和丈夫的健康。而且，從這個天生殘障的孩子身上，她也更加領略自然律例的奇妙和其中無窮無盡的力量，並進而領養了另外一個需要被照養的新生兒。

在她幫助了幾個教友之後，一傳十，十傳百，香港那種門庭若市的情況再度在臺灣搬演。越來越多人上門求助，越來越多人因為嚮往人性化的自然醫療而走進她家大門。

從義務指導到開班授課，再到成立「自然律例教育機構」，陳堅真在無心插柳的情況下成了別人口中的「陳老師」，並且逐漸將自然律例的真義發展出十階的課程。

才幾年的時間，接觸並且執行過自然律例的人已經超過兩千人，其中包括醫學院教授、醫院院長、醫生、知名的企業家、科學界人士、科技界人士，也包括一般的上班族、家庭主婦和退休的銀髮族。這當中有許多人的目的是養生，更多人的目的是祛病，但是不管用意如何，只要認真執行的人幾乎都會明顯感受到在健康甚至情緒方面的改善。

地瓜餐因為她的推薦而變成當紅炸子雞，就連主流醫學也不斷研究地瓜的好處，並且證明地瓜在抗癌和抗病方面的功效十分顯著。「在臨床的過程中，我忍受所有人的質疑，因為我知道別於大眾的看法剛開始不一定會得到認同。」然而才多久時間，地瓜帶皮吃的方式已經成了多少人的共同習慣。

「甚至有人出差到外地時，地瓜也成了行李中的一部分。」陳堅真感謝許許多多信任她，並且參與自然律例體驗的每一位學員。因為他們，陳堅真更加肯定自然律例的功效和力量。因為他們，陳堅真在非主流醫學的路上行走得不至於過度孤單寂寞。當然，也因為另一半的支持和肯定，陳堅真才能在備感艱難時，繼續勇敢向前行。

從一個天生多病、幾度徘徊於鬼門關前的虛弱女子，到成為可以照顧養育五個孩子的堅強母親，再到幫助許多人走出疾病痛苦深淵的另類醫者。陳堅真像極了一隻耀眼出色的蝴蝶。

曾經，她「死去」，但是因為堅忍和努力，她又再度「活來」。人生的路上，她走得比別人坎坷，但是她選擇將劣勢扭轉成為優勢，選擇將阻力化為助力。「我今天的一切皆因天父的祝福」──信仰給予了她前進的力量，但是她的堅定和認真也為自己開創了健康和成功的契機。

第1課

自然律例的主張

1-1 生老病死是鐵律？——「生、長、死」不是夢

人有遠離「老、病」的本錢

「生、老、病、死」，一般人觀念中無法逃脫人生必經之路，然而，這真的是人類無法改變的宿命嗎？有沒有可能跳過折磨人的疾病與令人無奈的老化，或讓「老、病」僅在生命中蜻蜓點水，讓生命的歷程裡只有「生、長、死」呢？

身為一個醫者，每一天我都要面對許許多多的學員，聽他們訴說、諮詢身上各式各樣的病痛和老化；身為一個重症和癌症患者，每一天我也必須面對自己身體上的疾病與疼痛。然而就在領悟「自然律例」的道理並且徹底執行後，我從自己、親友和越來越多的學員的親身體驗當中，明確地發覺人類與生俱來就有遠離疾病和老化的本錢，只要遵行自然律例的作息和生活，就能與天地合而為一，就能活出自在和健康。

健康快樂不需遠求

從文獻記載當中，我們可以發現人類壽命是可長可久的。中國最長壽的人是彭

祖，相傳他整整活了八百多歲（另有一說為一百三十歲）；聖經中也記載亞當的壽命長達九百多歲；亞伯拉罕的妻子到了六十多歲，依舊擁有令埃及王覬覦的青春和美貌。也許有人會質疑，認為傳說不過就是傳說、古人的容貌難以考究，但是回到現實生活當中，應該很少人會質疑人類可以活到一百二十歲，而且人類可以因為健康而變得青春有活力的事實更是無庸置疑。

現代人多半相信日新月異的科技才是生命和健康的靠山，相信只要科技不斷創新、研究不斷精進，人類終將有長壽不老的籌碼。其實，人類根本不必捨近求遠。上天造人，早已為人類在所屬的環境內預備了健康快樂的一切資源。人體本身就是一個小宇宙，臟器間的作息運行也有其自然律例，倘若可以遵行，不必求諸遙遠、複雜的科學技術，就可擁有健康和長壽，同時還可活出尊嚴、快樂。

什麼是自然律例？

自然就是自然而然，非人造的，如日、月、宇宙、季節、晝夜等；律，就是定律，不因人的意志或努力而改變的法則，如萬有引力、人類應該多吃主食等。例，就是因地制宜，因人而異的原理，如高緯度地區的人應吃馬鈴薯、麵食，低緯度的人應吃米飯、地瓜。寒性體質的人應吃溫性食物，熱性體質的人應吃涼性食物。

宇宙中的日、月、星辰都有其運行之律例，晝夜分明，節氣順序，是謂「天行健也」。天地萬物、山川水木、鳥獸蟲魚，亦各從其類，遵守同樣的律例，執行其存在的目的。人類雖然貴為萬物之靈，但也是大自然中的一分子，同樣必須遵行大自然的律例。遵行自然律例，萬物必因人類的益處而互相效力，使人類順利繁榮，生生不息，這就是所謂的「順天者昌」。

上天造人之時，已為人類在其所屬環境內備妥健康、快樂所需的一切資源。只可惜，近代人類因為無知、自私、貪婪與傲慢，違背了自然律例，擾亂萬物之間自然的平衡，破壞自然相生的健康鏈。人體本為小宇宙，各臟器間亦有其自然律例，作息各按其時。人若遵其律例，自然健康美麗，而可回歸生長死之自然。既有之疾病，也可不葯而癒。再若感恩於所擁有之資源，不浪費、無私分享、謙卑地取用，則自然富足快樂。

回歸自然律例可祛病回春

人類身為萬物之靈，更是大自然當中的一分子，當然也應遵行大自然的律例，例如，吃當季的食物、在適當的氣候下補充適當的油脂、配合當地運行和人體經絡運行的作息生活等。只可惜，近代人類因為無知、自私、貪婪和傲慢，違背了自然律例，擾亂了萬物之間的自然平衡，破壞了自然相生的健康鏈，卻始終不知謙卑與自省，因此不但不受律例保護，反而招來大自然的懲罰，導致臭氧層破洞、聖嬰與反聖嬰現象、慢性疾病、瘟疫、土石流、河川氾濫等現象，甚至可能走向人類滅亡，招致「逆天者亡」的悲慘境地。

所謂「人法地、地法天、天法道、道法自然」，人們若能遵行自然律例，便可以受到天地律例的保護和眷顧，達到健康美麗。既有的疾病可以不葯自癒，歲月的痕跡可以不掃自去，回歸到人體「生、長、死」的原始本質。若再能對於所擁有的資源抱持感恩的情懷，不浪費、無私分享、謙卑取用，更能富足喜樂。在自然律例當中，萬事萬物有生就有死、有起就有落，人類雖然無法跳脫此一律例，卻可因為正確的生活習慣和思惟，在有生之年遠離疾病與老化。

一二〇天就見到效果

十年前，我曾經幫助過香港的一位消防員。這位學員由於肺腺癌加上醫療疏失造成腎臟穿孔，剛開始時幾乎沒有體力自己走到我家上課，必須經由親人半攙半扶，才能來上自然律例的課程。但是四個月之後，原本已經大到十四公分的腫瘤，明顯縮小到七公分；又過了四個月，腫瘤又縮小到三．五公分；第十二個月左右，腫瘤已經只剩下一．七五公分；一年多之後，他的腫瘤已經小到幾乎不見的一公分左右。

這不是奇蹟也不是什麼神話，而是真人真事。靠著人體新陳代謝的自癒能力，這個學員救了自己。他沒有吃什麼仙丹神藥，靠的就是全然地、嚴格地遵守自然律例的作息和飲食原則。

只要生活回歸自然律例，每個人都可以袪病回春，並活出健康和青春。因為**身體細胞的自然代謝最長的周期為四個月，所以執行自然律例四個月之後，就能明顯見到效果了。**

「藥」不等於「葯」

「藥」和「葯」有何不同？可能很少人思考過這個問題，但是從兩個字的字型來看，就可以看出中國老祖宗的智慧。**「藥」拆開來是「艹」和「樂」，「葯」拆開來則是「艹」和「約」。前者是可以讓人快樂的，後者則對身體有約束作用。**也就是說，吃藥對人是有幫助的，無副作用，日常吃；吃葯則是有副作用的，急症吃。在自然律例當中，所有的食物都是藥或葯，只是對身體有幫助、無副作用的就是「藥」；對身體有副作用、有負面影響的就是「葯」。至於哪些屬於「藥」？哪些屬於「葯」呢？

答案就在自然律例的飲食原則裡，**當季當地、適人適性的食物就是「藥」，違反當地當季、適人適性原則的就是「葯」**。以臺灣人為例，在此生長、適合本地人吃的稻米和地瓜就是「上品藥」；非本地生產的小麥、燕麥等等所製作而成的麵包、麵類等就是「下品葯」。

因為節令和地點的不同，同一樣食物有可能是「藥」也有可能是「葯」。比方說在臺灣，夏天的瓜類，可以幫忙清熱瀉火，是相當好的「上品藥」，但是在冬天，瓜類就是「下品葯」了。因為在冬天吃瓜，很可能對身體造成過寒的副作用，身體容易出現畏寒或是手腳冰冷等等現象，對健康沒有好處，反而有負面影響。

只要願意相信並且執行自然律例，食用正確的「藥」，不去吃會造成身體負擔的「葯」，「生、長、死」就不是夢想，更不是遙不可及的海市蜃樓，只是順應天地之間既有的自然法則，將人類與生俱來既有的優勢和本能發揮到極致的結果。

1-2 有錢才有健康？——健康廉價又容易

許多人問我：「什麼方法能夠活得健康？」更多人問我：「什麼方法可以恢復健康？」

當我回應道：「健康是廉價而且容易的。」許多人又會不敢置信地反問我：「真的嗎？健康不是需要靠很多金錢來堆砌嗎？」

聽起來可不是，吃昂貴的補給品需要錢，吃特殊栽種的生機食物需要錢，喝特殊水質的水需要錢，做SPA、上健身房運動需要錢，到醫院看病更需要錢……沒錢，彷彿沒有通行證的門外漢，想要闖進行銷市場打造出來的健康殿堂，卻又因為沒錢，只能遠遠地望門興嘆。

然而事實真是如此嗎？當然不是。在自然律例當中，健康絕對是廉價而且容易的。

小錢也能買到健康

來學習自然律例的學員多半有健康方面的問題，從癌症、慢性疾病、婦科疾病、精神疾病、職業傷害甚至心理疾病……有人長年飽受病痛侵擾、有人為了父母的健康憂心，有人為了另一半或是下一代的健康煩惱。有趣的是，許多學員都有一個共同的經驗，就是花過大把金錢，執行過生機飲食養生法。

曾經有一位學員，長久嚴格執行著非生機蔬菜或食物就不買也不吃的習慣。一直以來，她所接受的資訊和觀念都是：菜市場的菜和水果暗藏有農藥和令人不安的成分。因此，為了家人和孩子的健康，就算多花一點錢去買生機食品，她也覺得值得。於是有好幾年的時間，她花了大筆的金錢和精力、時間，每天猶豫要買什麼、要吃什麼生機食物，但是最後，她的孩子依舊沒有因為這些心血和金錢換來健康，嚴重的過敏症狀反而被醫生宣稱「沒有藥醫了」。

當她來找我時，帶著的是滿心絕望以及一雙因為過度擔憂而哭紅的眼睛。我身為一個曾經收過三道孩子病危通知的母親，她的心急如焚，我怎麼會不了解？於是我告訴她：「開始吃地瓜餐、開始回歸自然律例的作息和飲食方式，然後暫時放下生機飲食，好嗎？」

不必過度恐慌

要她放下生機飲食，其實也是要她放下恐慌和緊張。生機飲食當然有其優點和益處，但是如果在菜市場所買的便宜蔬果一樣也具備讓人健康的功能，那麼為何不花少少的錢，在菜市場買就好呢？

在我們的社會當中，許多人已經被教育成「恐慌先生」或「恐慌小姐」，認定沒有經過特殊過程栽種的食物必定殘留有大量農葯和化肥。其實有知識的農家都知道自然律例的原則，了解植物生長同樣遵循著自然律例，順應節令和環境的蔬果，根本無需噴灑農藥就可繁長茂密。因此只要選擇當季當地蔬果，就不需要擔心農藥或是化肥殘留的問題，這些蔬果對於人體健康的幫助也絕對不亞於生機蔬果。

現在，這位學員很少花大錢去買昂貴的生機飲食了，吃的喝的大部分都在菜市場或一般商店解決。甚至，過去她因為擔心孩子的皮膚過敏，不敢買菜市場便宜的童裝，但現在孩子身上的行頭多半是「路邊攤牌」。為何會有這麼大的改變？原因就是她和家人都親身體驗到，只要遵行自然律例去生活，並且順應節令去選擇食物，身體自然就會健康。身體健康了，穿名牌和穿「柴契爾夫人牌」（註1）當然就沒什麼兩樣了。

掌握健康的源頭

現在的社會鼓勵消費，每一年不知有多少人投注多少金錢，為的就是想要保有或找回健康。但是如果只是一味地吃生機飲食、上健身房運動、吃營養品或人工美容，卻忽略健康的源頭其實是要遵行自然律例，那就像地基沒有打穩卻拚命在地表上蓋高樓大廈，健康如何穩固？又怎麼可能不需要大量的金錢來堆砌呢？

生機飲食、運動、補品對於健康當然各有其妙處和幫助，但需要花費大筆的時間和金錢；順應天地時序、遵行自然律例，同樣可以促進健康青春，甚至更具功效，需要的卻只是生活上最基本的花費。昂貴與便宜，費時與簡便。聰明的現代人，你會選擇哪一個？

註1：「柴契爾」發音近似臺語的「菜市仔」（菜市場）。

1-3 吃喝拉撒還要學？——生活作息正確就能袪病養生

被忽視的人生大代誌

「從小到大，學了許許多多的知識，卻從來沒想過吃喝拉撒也要學！」這是一次分享當中，一位學員發自內心的感言。

是的，年少的時候，我們學習國語、英語、算術，學習如何考試考一百分、學習舞蹈、音樂、鋼琴，學習怎樣當個十項全才的好學生；長大之後，我們學習如何讓老闆賞識、學習如何在事業上獲得掌聲、學習如何在三十歲之前賺到第一個一百萬……卻忽略了生活中最重要的元素：吃喝拉撒睡。我們任憑錯誤的思惟和惡質的環境駕馭生活步調，二話不說就把吃喝拉撒睡看成不要緊的瑣事，甚至把它們擺到生命當中最不起眼、最偏僻的角落，一直等到身體向我們抗議時，才勉為其難地停下腳步來加以理會。

然而，回歸到生命的本質，吃喝拉撒睡不正是影響我們身心和健康最為深遠的小螺絲釘？如何吃得正確、喝得正確、拉得正確、睡得正確，不正是我們最應該學習和重視的人生大代誌？正確地去執行，自然就能祛病養生。

月光族再度迎向陽光

曾經有一位學員，幾年來都一直隨著月娘出沒，徹底顛倒著作息。由於從事夜間工作加上貪戀夜的靜謐，每天不到晨曦微露，她很少拉上窗簾、進到被窩就寢。因此當甦醒準備出門工作時，常常已是日落黃昏或是星光微亮了。於是，日復一日，她總是頂著月光作息；年復一年，她的生活當中已然沒了「早餐」，甚或「午餐」這些字眼。

一度，她也有過生活作息不正常將影響健康的想法，但是念頭一閃即逝，偶爾奮起想要改變作息，卻很難敵經年累月養成的習慣。於是她載浮載沉在陽光和星辰之間，終究還是拋棄自然律法，選擇投向黑暗的懷抱。

來到自然律例的教室時，她帶著的兩個熊貓眼，猶如身體與生俱來的一部分，和憔悴的臉色形成一種沒有朝氣的連結。然而，一個星期之後再見到她，我明顯感受到她已經逐漸走回自然律例的路上。熊貓眼雖然依舊明顯，卻不再黝黑無神，氣色雖依舊憔悴，卻不再全然黯淡無光。

我笑了笑問她，「是不是吃了地瓜餐？」她回笑著並點了點頭，我又笑著問：「是不是按照自然律例的時間睡了？」她雖然有點心虛，卻給了個肯定的答案：「雖然還不夠早，但是比較早了。」

回歸到自然律例，正是如此。睡覺，有應該睡覺的時間；吃早餐、吃地瓜（盛產馬鈴薯地區則吃馬鈴薯）都有各自的時間和方法。順應天地運行、經絡循環和身體五臟六腑的運作，其實不難歸納出一套對身體最有益處的作息和飲食課表。

自然律例生活作息

晚間九點至十一點是「三焦經」運行的時間。生殖系統、內分泌系統和神經系統在此刻都應得到放鬆和休息，不適合再從事運動或思考等工作，適合放下一切，上床睡覺。

夜間十一點至一點是「膽經」運行，身體應該進入休息狀態。

夜間一點至三點，「肝經」運行。身體應該已經進入熟睡狀態，讓肝臟得到充分的休息。這時如果還在熬夜工作或續攤拚酒，對身體的傷害可想而知，尤其肝功能不佳的人，更不能不慎。

凌晨三點至五點，「肺經」運行。通常肺部有狀況的人，這段時間容易咳嗽，應注意氣溫的變化和適時保暖。

上午五點至七點為「大腸經」運行。此時應該進行吃早餐和完成排便的動作。如果這時還在賴床或睡覺，大腸無法進行排便的動作，身體便容易累積毒素，造成疾病產生。因此自然律例建議的時間是，六點半之前吃完早餐，七點完成排便。

以上是每個人每一天的作息裡頭，最重要的幾個時間點。令人惋惜的是，看似自然簡單的作息，拿到繁忙的現代人身上，卻成了遙不可及的大課題。每當我大聲呼籲「應該晚上九點睡、早上六點半吃完早餐、七點以前排便」時，得到的回應幾乎都是瞪大眼睛的不可思議。

有人說：「陳老師，怎麼可能，九點？我都還在加班呢！」也有人說：「六點半？天啊！才剛睡不久，怎麼可能起得來吃早餐？」我的回答是，盡量吧！一個每天凌晨一點睡的夜貓子，當然很難一下子就回歸到晚間九點就寢，剛開始只要能夠提前到十二點半睡覺，就是一大進步了。一天進步一點，離健康幸福就越來越近了。

人體經絡循環圖

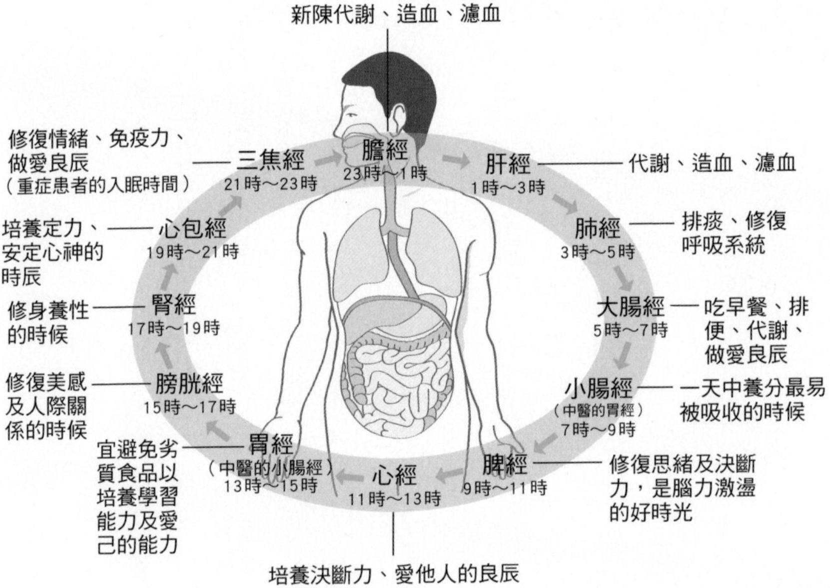
新陳代謝、造血、濾血
膽經
23時～1時
肝經
1時～3時
代謝、造血、濾血
肺經
3時～5時
排痰、修復
呼吸系統
大腸經
5時～7時
吃早餐、排
便、代謝、
做愛良辰
小腸經
（中醫的胃經）
7時～9時
一天中養分最易
被吸收的時候
脾經
9時～11時
修復思緒及決斷
力，是腦力激盪
的好時光
心經
11時～13時
培養決斷力、愛他人的良辰
胃經
（中醫的小腸經）
13時～15時
宜避免劣
質食品以
培養學習
能力及愛
己的能力
膀胱經
15時～17時
修復美感
及人際關
係的時候
腎經
17時～19時
修身養性
的時候
心包經
19時～21時
培養定力、
安定心神的
時辰
三焦經
21時～23時
修復情緒、免疫力、
做愛良辰
（重症患者的入眠時間）

自然律例 Tips

最佳的兩性幸福時間

根據自然律例，夫妻恩愛的時間也應該配合天地運行的經絡循環。一天當中有兩次的「幸福時間」，一次是晚間九點至十一點，此時進行魚水之歡，可以享受到加倍的歡愉，同時也有助於放鬆，增進睡眠品質和身體健康，另一次的「幸福時間」是清晨五點到七點。晚上九點睡覺，到清晨五點，身體已經經過一夜的休養生息，彼此精力都處在最佳狀態，不管是恩愛的感覺或是想要受孕，這段時間都能收到最好的效果。而且清晨恩愛也是最佳的雙人運動，此時行房，不僅不會耗到元氣，不會造成老化的後遺症，甚至還可讓男人經常保持「永遠十二點」的雄風。

健康是自己的責任

曾經有位和我交情很好的女性朋友來找我，她說自己已經失眠很久，全身幾乎什麼毛病都有，甚至患了重度躁鬱，無法正常作息與生活，全家被她搞得「雞犬不寧」，先生甚至也跟著得了重度憂鬱。我一看就知道她甲狀腺機能亢進，建議她遵循自然律例去作息和生活，她卻堅持自己沒有問題，因為「幾個醫院檢查都沒問題，每一個醫生都說她沒問題」。

接下來的一、兩年，她依然故我。晚上不睡覺（或睡不著），早上不起床。她總是說：「我也知道自己要早睡早起，要吃自然律例地瓜餐，但是我實在沒辦法呀！每天晚上都要趕報告，準備會議資料，人在江湖，身不由己呀！」後來有一天，她像是找到答案一樣，興高采烈地告訴我：「醫院的報告說我真的有甲狀腺的問題耶！」之後，她高高興興地去住院了。但是出院後，她什麼都沒有改變，除了客廳和臥室多了大包小包的藥。

我問她：「就這麼靠藥物來維持『生活』嗎？」她告訴我：「沒辦法！醫生看了，醫院也住了，藥也都按時吃了。」聽到她的答案，我不禁替她感到惋惜，是沒有辦法，還是自己的選擇或藉口？不想對自己的健康負責？醫生說「沒問題」，就真的「沒問題嗎」？醫生說「有問題」，就真的「有問題」嗎？或者醫生說「沒辦法」，就真的「沒有辦法」了嗎？

事實上，每一個人都應該是自己的主人，應該要完全自主地選擇自然律例的生活方式。對於我以及自然律例的學員來說，疾病的康復，是不斷「悔改」和「寬恕」的過程。我們都經歷了徹底「推倒」過去失序的生活，虔敬地「重建」自然律例的新生活、新秩序。讓君是君、臣是臣、父是父、母是母、子是子、女是女、師是師、生是生、夫是夫、妻是妻，讓天地間的萬事萬物各歸各位，合奏著健康快樂、幸福平安的天樂。

健康絕對是自己的責任，而非醫生或是旁人的義務，尤其慢性病及重症患者，想要袪病養生、想要青春活力，除了需要正確的知識，還要的無非是警醒和執行的毅力。

1-4 你在擔心什麼？——大自然的能量源源不絕

擔心的理由

每當問起：「你在擔心什麼？」十個有八個學員會不自覺地皺起眉頭，不假思索地回答：「沒錢！」「身體不健康！」「工作不順利！」「另一半不愛我！」「孩子不聽話！」……各式各樣的答案一個接一個。

再問：「你擔心過明天太陽不升起嗎？」幾乎所有的學員又會用微笑回答我，然後丟給我一種「怎麼問這種想當然耳的問題」的表情。

是呀！人們似乎不曾擔心過太陽不起床，卻天天為了生活中的瑣事擔心煩惱。孩提時代，我怕死；長大之後，我擔心沒錢；結婚之後，我擔心感情生變；年紀漸長，我又擔心日子過得沒有尊嚴。領悟自然律例之前的每一天，我幾乎都會搬一塊石頭擱在心間。就算旁人認為我的生活已經夠美夠好，我依舊沒有安全感，認為自己壓根就沒有快樂的本錢。

各種擔心，失去安全感

我接觸過的學員不下數千人，但每個人似乎都有自己的煩惱。一位來自對岸的大陸新娘學員談吐溫柔婉約，眉宇之間卻始終有一股解不開的憂鬱。異地的生活讓她感到孤單，異地的文化讓她沒有歸屬感。原本她以為到臺灣之後，生活可以過得比較好，又發現另一半的經濟狀況不如預期，她開始擔心未來、開始懷念婚前自給自足的穩定生活，擔心的情緒讓她不舒服、讓她愁眉不展。

另一位女性學員，生育兩個孩子之後，留在家中照顧孩子，卻又因為擔心另一半的收入不夠支付家庭開銷，選擇在照顧孩子的空隙之中兼差寫稿。每一天，她的眼睛一張開就忙著照料兩個孩子，等到孩子熟睡之後，繼續挑燈夜戰熬夜工作。繁重忙碌的工作剝奪她的青春，原本該是亮麗的臉龐總是透著疲憊和無奈。

她們的擔心和煩惱，對很多人來說應該一點也不陌生，或者可以說也是許多人共同有的擔心與煩惱。但是我們的日子真的需要過得這麼擔心嗎？我們真的不富有嗎？

大地預備的財富

回歸到自然律例，其實每一個人都是富有的。當我們來到這個世上，大地就已經為我們預備了足夠的資源：有形的山川草木、花魚鳥獸、空氣、食物、礦物；無形的季節、溫度、陰陽、五行；科學的物理變化、化學變化、新陳代謝、生物鏈、創造、分解、進化、成長；意識上的情感、思想、感覺、信仰、知識等，這些都是大地蘊含的能量，也是大地無私地為人類預備的財富。

也許我們曾經關心自然生態遭到破壞，生活環境受到威脅等問題，但是從人們繼續破壞生態的行為，卻足以證明多數人幾乎從來不擔心大地之間的能量有消失的一天。然而有趣的是，人們不擔心太陽明天不起床，也不擔心地球不再自轉或是公轉，卻死命地擔心錢不夠用、物質不夠豐富，擔心先生晚歸、擔心孩子考試考得不夠好。

求快易錯失人生風景

為了快，多數人夜以繼日、奴隸般工作。別說隔壁鄰居姓啥名誰，就連同住一屋的夫妻兒女也很少互相見面。有學員說：「真的，我以前晚上十二點多回到家，老婆孩子都睡了，她們早上出門上班、上學的時候，我還在睡呢！」追求「成功」的路上，人們義無反顧地投注著永遠無法「回收」的「資本」，精華全部給了老闆、客戶、同事。回到家，卻可能累到連一點「剩餘價值」都沒有，更糟的還可能把最壞的留給親愛的家人。

許多人總要在忙碌的空隙中稍作喘息時，才猛然地發現孩子好像「突然」長大了，妻子臉上好像忽然多了深刻的皺紋，丈夫頭上好像不知不覺長了白髮，故鄉的雙親似乎又更加老態龍鍾了。這時，人們才會驚覺，自己錯過了更值得把握的親情、愛情、友情以及家庭的價值。

為什麼不停下腳步來好好過日子？許多人不是不愛或不能愛，而是因為「怕」。不認識大自然的能量，不會善用大自然的能量，偏離大自然的律例，所以才會

「怕」。怕匱乏、貧窮，怕晚一步就什麼都沒了，於是，人們就在懼怕中，對人、事、物都失去了信心、希望和愛心。

慢下來，放輕鬆

我常常勸學員們要慢下來放輕鬆，為了生活而工作，不要為了工作而生活。陪家人或朋友，下鄉去、到田園之中，重新認識和親近山川樹木、鳥獸蟲魚、五穀雜糧、水果蔬菜，就會認識自己原來是大自然的一份子，像「野地裡的百合花……不勞苦，也不紡線……就是索羅門極榮華的時候，他所穿戴的還不如你的美呢！」像「天上的飛鳥，也不種，也不收，也不積蓄在倉」也照常快樂且不匱乏。在青山綠水之間，也許就會頓然醒悟，「原本這麼簡單的事，是自己把它弄複雜了，讓自己和大家都難過，像我這麼聰明的人怎麼變笨了」。

在自然律例中，一切的變化都是物理變化，都是可逆的，可以還原的。不論多麼複雜或劇烈的變化結果，只要有足夠的時間和有利的空間，一切都可以逆轉或還原或「重生」。

執行自然律例可無懼無畏

執行自然律例的人絕對有足夠的時間，因為在只有「生長死」的正常情況下，人可以活到一百二十歲，而體能、健康甚至是外貌都可能維持在二十八歲至三十五歲之間。所以，試想一個六十歲的人，擁有六十歲的人生智慧，卻有二十八歲的健康和體能，當然可以「老神在在」，不憂不懼，凡心俱足，從容不迫。

與其擔心自己不夠富裕，何不現在就開始執行自然律例，並且靜下來慢慢地細數大自然所給予的財富。在自然律例的課堂上，我和學員們不只一次共同細數大地的能量，計算大地給予我們的種種，數著數著，突然發現原來我們都是這麼富有，於是一直以來的擔心、和長久以來的恐懼就變得渺小而不重要了。

知道大地豐富而有餘，自然就不憂不懼，就有「信望愛」，就會不忍踩踏一枝草一點露，捨不得攀折努力綻放的野花，不好意思驚動安居樂業的松鼠、野兔和白鷺鷥。貼近大自然，認識大自然的能量對人類的祝福，過著自然律例的生活方式，自然而然就心中「無有恐怖」，而能「遠離顛倒夢想，究竟涅槃」，生活在健康和富足之中。

第2課

食物的屬性

2-1 當季當地，適時適地

成也食物、敗也食物

餓了就吃，是動物的本能，但甚少有一種動物像人類這般放任，天上飛的、地上爬的、樹上長的、水裡游的，無所不吃。不管吃對、吃錯，先吃再說，更何況不是有句俗諺說：「能吃就是福。」然而，能吃真的就是福嗎？在物資貧乏的過去這句話也許適用，但對於物資豐富，一有機會就大吃大喝的現代人來說，吃早已成了隱藏的巨大殺手。許多人花了大筆金錢，買了豐富食物來吃，卻得不償失地吃出一堆疾病。

我常說，健康和食物的關係是成也食物、敗也食物。吃對了食物，可以遠離疾病；吃錯了食物，反而招致病痛。因此在食物的挑選上，絕對不能馬虎。

依照食物屬性進食

要吃對食物，首先就是要依照食物的屬性來進食。食物的屬性呢？聽起來似乎很陌生，其實最重要的原則就是當季當地，適時適地。盡量選擇當季當地盛產的食物，既不用擔心農藥的問題，也可以順應自然律例，攝取適食適地的自然能量，給予身體需要的養分、幫助排除不必要的毒素。

蔬果魚肉的生長都有其自然律例，炎熱的地帶和寒冷的地帶，生長的物種絕對不同，適合當時當地生長的動植物，其中所含的營養成分和屬性才適合當時當地的人類飲食。若是身處熱帶，卻硬要食用寒帶的食物，恣意違反自然律例，久而久之怎能不病？

自然律例強調的是四季各自生長不同的作物，選擇盛產的蔬果食用，不僅好吃也便宜，更有益健康。這是天生天養，不需要過多化肥農藥就可以長好的。

四季食材屬性表

平性食物：適合各種體質，是最無傷害性的食物屬性。

平性食物表

季節／食材	春	夏	秋	冬
穀類	馬鈴薯、玉米			紅豆、黑豆、米豆、胡麻
蔬菜	高麗菜、大頭菜、花椰菜、葉白菜、芥藍菜、木耳、甜豆、豌豆	地瓜葉、空心菜、蒲瓜、蓮子、向日葵花、菜豆（豇豆）	蓮子、蓮藕（生／熟）、菱角、橄欖	山藥、茼蒿、敏豆、高麗菜、大頭菜、花椰菜、葉白菜、青江菜、杭菊花
水果	芭樂、木瓜、蓮霧、青棗、梅	鳳梨、櫻桃、葡萄、檸檬、百香果、李子	番石榴、酪梨、紅棗	青棗、柳丁、甜橙
肉類及海鮮	豬肉、豬肝、牛肉、牛肝	豬肉、豬肝、牛肉、牛肝、牡蠣	豬肉、豬肝、牛肉、牛肝、鵝肉	豬肉、豬肝、牛肉、牛肝

熱性食物：適合寒性及濕寒體質。

屬於溫性食物的一種，但界線不明顯，熱性食物容易使身體發熱、增加活力，可改善寒性體質者的身體機能；如果熱性體質者食用，容易引起身體亢奮，造成腫脹充血及便秘等。例如辣椒、青蒜、青蔥、蒜等都屬於熱性食物，但有自律神經、焦慮、精神疾病的患者，需謹慎食用。

溫性食物：適合寒性體質。

性質偏熱，熱性體質的人

溫性食物表

季節／食材	春	夏	秋	冬
穀類	白米、地瓜	白米、地瓜	白米、地瓜	白米、地瓜、黃豆
蔬菜	油菜、洋蔥、青椒、彩椒	九層塔、紫蘇、夏南瓜、艾草、薑、玫瑰花	油菜、落花生、栗子	青椒、彩椒、紅蘿蔔、芥菜、香菜
水果	金柑類	水蜜桃、釋迦、荔枝、龍眼、芒果、桃子		
肉類及海鮮	羊肉		蝦子、鴨肉（公鴨涼，母鴨溫）	羊肉、雞肉、烏魚

需小心食用。

寒性食物：適合熱性及燥性體質。

具瀉火及消炎作用，能改善熱性體質者失眠、腫脹及炎症等問題，可是如果寒性體質者食用，反而會更加怕冷、畏寒，以及風濕等問題更為嚴重。

涼性食物：適合熱性及燥性體質。

寒性食物表

季節／食材	春	夏	秋	冬
穀類		薏仁、綠豆		小米
蔬菜	紫菜、海帶、西洋芹、番茄、山葵、白蘿蔔	秋葵、藤三七、過貓、蘆筍、筊白筍、竹筍、苦瓜、胡瓜、越瓜（又稱甜瓜，多作醬菜用）、龍葵、百合、茄子、蓮子心、曇花、火龍果花	馬齒莧、荸薺、菊花、秋葵	西洋芹、番茄、白蘿蔔、黃豆芽
水果	桑椹	西瓜、香瓜、香蕉、椰子	柚子、奇異果、柿子	白柚、甘蔗
肉類及海鮮			蟹類、旗魚、紅鮒魚	

比寒性食物溫和，具有清熱功能，但寒性體質的人要小心食用。

當季當地的食物最好

以臺灣為例，夏天相當濕熱，因此大自然巧妙安排盛產瓜果。一到夏天，市場最常見的就是西瓜、絲瓜、瓠瓜、佛手瓜等。配合食用一來可收消暑祛濕之效，二來還有助於瀉火。冬天天氣轉濕寒，果菜攤上立刻就應景換上比較滋補的菠菜、

涼性食物表

季節／食材	春	夏	秋	冬
穀類	糙米	糙米		大麥、小麥
蔬菜	萵苣、嫩莖萵苣、菠菜、大白菜、紅鳳菜、木棉花	龍鬚菜、莧菜、梨瓜、蛇瓜、絲瓜、冬瓜、小黃瓜、蓮花、昭和草（山茼蒿）、茉莉花	金針花、薄荷、木芙蓉花、仙草、洛神	大白菜、菠菜、葉萵苣
水果	茂谷柑、桶柑、椪柑、海梨、橘子、枇杷	火龍果	蘋果、楊桃、梨子、愛玉	橘子、椪柑、草莓、葡萄柚
肉類及海鮮	臺灣蜆、草蝦	黑鮪魚		

蘿蔔、番茄等蔬果。

多年來，我在臺灣之所以一直推廣食用稻米（米飯），而不鼓勵吃小麥或燕麥之類的雜糧和麵包、麵食，就是因為臺灣氣候最適合種植的穀類就是稻米，它的營養素和屬性最適合臺灣當地人食用。同樣的道理，如果場景換到北京或西藏，那麼適合當地人食用的就不是稻米，而是各自盛產的小麥和青稞了。

靠山吃山，靠海吃海

所謂「靠山吃山、靠海吃海」，其中蘊含的就是「當地」和「適地」的簡單道理。好比不少臺灣人喜歡食用人蔘，認為人蔘可以滋補養身，卻忽略了人蔘的產地是韓國的高冷地區，而不是臺灣這般濕熱的亞熱帶地區。韓國人適合吃人蔘是因為當地天氣寒冷，尤其天寒地凍的冬天需要人蔘來袪寒補氣，臺灣天氣普遍濕熱，食用人蔘不僅過燥而且還會有補過頭的疑慮，根本不適合臺灣人吃。

然而大自然絕對不會厚此薄彼，替韓國人預備了人蔘，自然也會為臺灣和其他地區的人們預備適合滋補的食物——例如，經常被主婦切除並且丟進垃圾桶的菠菜根。在營養成分和功效上絲毫不比人蔘遜色。因為人蔘最主要的功效是補氣，菠菜根富含鐵質，也同樣具有補血補氣的功效。適時適地的給予，這就是自然律例的奧妙所在。在大自然的眼中，兩者沒有貴賤，有的就只是商業的哄抬與標籤。

當地當季，蔬果少農藥

因此，許多學員都會問我：「陳老師，臺灣許多蔬菜不是都不分季節可以買到嗎？」確實如此，臺灣地處亞熱帶，食物種類豐富，加上農業技術發達，許多蔬果幾乎四季都可以買到。但是買得到不代表盛產，許多蔬菜是因應市場需求，以特別的技術培育出來。類似違反時序的蔬果，越是需特別的人工照顧，也越需要農藥化肥的加持，因此越不適合食用。好似夏天種植冬天適合生長的高麗菜當然沒問題，但是因為自然時序的關係，就需要噴大量的農藥和化肥，高麗菜才能長得漂亮、賣相才會好，吃起來就不比當季蔬菜來得令人安心了。

也許依照經驗，依舊很難分辨哪一種是當地當季的食物，此時不妨依照價錢來區分。一般來說，盛產的食物一定很便宜，非盛產的食物一定比較貴，盡量挑便宜的下手，通常就不會錯！舉例來說，冬天蓮霧的價錢要比春末來得貴，因此自然可知蓮霧的盛產季是在春末，而非冬天。要吃安全、少農藥的蓮霧當然就要選在春末吃了。

臺灣各季盛產蔬菜水果

季節	水果	蔬菜
春（農曆一～三月）	芭樂、番茄、梨子、木瓜、甘蔗、蓮霧、紅豆、青棗、枇杷、柳丁、草莓、茂谷柑	辣椒、高麗菜、大頭菜、山東白菜、天津白菜、青椒、彩椒、白／綠花椰菜、紅蘿蔔、洋蔥、甜豆、豌豆、玉米、芹菜、萵苣、山藥
夏（農曆四～六月）	桃子、李子、櫻桃、木瓜、蓮霧、桑葚、葡萄、西瓜、綠豆、薏仁、鳳梨、芒果、龍眼、檸檬、釋迦、百香果、火龍果	辣椒、瓠瓜、絲瓜、苦瓜、冬瓜、菜豆、蘆筍、茭白筍、洋蔥、萵苣、瓢瓜、小黃瓜、大黃瓜、佛手瓜、龍鬚菜、山蘇、竹筍、莧菜、空心菜、地瓜葉
秋（農曆七～九月）	柚子、梨子、柿子、木瓜、蘋果、蓮子、甘蔗、葡萄、杏子、火龍果、楊桃、番石榴	苦瓜、秋葵、菱角、蓮霧、辣椒、栗子、冬瓜、四季豆、地瓜葉、紅棗、菊花
冬（農曆十～十二月）	柳丁、橘子、椪柑、綠棗、甘蔗、草莓	青椒、高麗菜、白菜、大頭菜、白／綠花椰菜、芹菜、紅蘿蔔、白蘿蔔、甜豆、菠菜、芥菜、長年菜、番茄、萵苣

2-2 蔬果抗癌有條件

適時適地適體質的蔬果可以抗癌

「陳老師，不是都說只要每天吃蔬果，疾病就會遠離嗎？為什麼我還是經常生病呢？」「陳老師，蔬果不是可以抗癌嗎？為什麼癌症還是找上我？」

許多學員剛來到自然律例教室時都會如此抱怨，但每當我反問：「你確定你吃的方法沒錯嗎？你知道自己該吃什麼蔬果，不該吃什麼蔬果嗎？」他們又會瞠目結舌地看著我，表情當中寫滿「吃蔬果還有對或錯？」的疑問。

蔬果對於人體的好處無庸置疑，只是前提除了需要遵循「當季當地，適時適地」的自然律例，更重要的是，還要依照每個人身體的狀況和體質需求去選擇蔬果以及蔬果的食用方法，而不是拿到蔬果就吃，吃了以後就認為「有燒香、有保庇」，防癌保健都一定沒問題。

以臺灣的夏季為例，因為氣候普遍濕熱，酸性環境容易孳生疾病，所以應該攝取中鹼性食物，將體質保持在中鹼性。到了冬天，天氣微寒，才適合加進一點酸性食物來幫助身體禦寒。

若以酸鹼值來區分蔬果魚肉，很明顯可以發現生的蔬菜偏鹼、熟的偏酸；果皮偏鹼性，果肉則偏酸性；至於雞鴨魚肉則都屬於酸性。看到這裡，應該可以明白為何我老是苦口婆心地建議學員，**吃瓜果最好是清洗乾淨後連皮吃，吃蔬菜最好是洗乾淨後生吃**，其中最大的目的就是希望大家能藉由正確的吃法，吃出順應自然律例的良好體質。

體質不同，蔬果需求也不同

不過，因為人的體質各有差異，有人屬於寒性體質，有人屬於熱性體質，檢測自己屬於哪種體質，請參見第六十一頁的「體質評量表」。

容易腹瀉、手腳冰冷的人屬於寒性體質；容易便秘、嘴破、冒青春痘、流鼻血的人屬於熱性體質，因此在蔬果選擇上又有所不同。寒性體質的人應該盡量以當季當地的根莖、瓜、果、花類蔬菜為主，減少食用葉菜類；熱性體質的人在夏季則可多吃瓜類、葉菜來瀉火，幫助消暑降熱。容易緊張、沮喪或是有精神官能方面障礙的人，最好也少吃蔥、薑、蒜、辣椒等刺激性蔬菜。

體質評量表

找出自己屬於哪一型體質？

體質類型	生理徵狀	適合的食物屬性
正常體質	■ 體型勻稱、體格健壯、活力充沛 ■ 髮量多且有光澤 ■ 面色光澤紅潤 ■ 食慾正常 ■ 睡眠良好 ■ 不會怕冷或怕熱 ■ 舌色正常、舌苔淡薄	平性、溫性、寒性、涼性
偏寒性體質	■ 畏寒怕冷、手腳冰冷 ■ 容易腹瀉 ■ 易疲倦、無力、精神差 ■ 尿量多但顏色較淡 ■ 不易感覺口渴 ■ 喜愛熱食 ■ 女性生理期常延遲	平性、溫性、熱性
偏濕性體質	■ 身體容易浮腫 ■ 容易腹瀉或下痢 ■ 筋骨痛 ■ 多痰 ■ 嘔氣	平性、可祛除濕氣的食物
偏熱性體質	■ 容易上火或發炎 ■ 容易長痘子、便祕、腹瀉 ■ 口乾舌燥、嘴破、口渴 ■ 情緒容易亢奮或緊張 ■ 尿量少但顏色偏黃 ■ 喜歡冷食 ■ 女性生理期常會提早	平性、涼性、寒性
偏燥性體質	■ 身體容易缺水、容易感到口渴、偏乾瘦 ■ 容易便祕 ■ 乾咳無痰 ■ 身體燥熱 ■ 月經量少	平性、涼性、寒性、水分多或帶黏液的食物

至於癌症患者或重症患者，在蔬果挑選上更應謹慎。在蔬菜方面，應該忌食茄子、竹筍、南瓜、蘆筍和芋頭等；水果方面，應該避免芒果、龍眼、荔枝、榴槤和香蕉等。這些蔬果因為養分過高，和其他食物合併在人體內消化後，會產生不可預期的生化效應，對於癌症或慢性疾病有害無益，因此建議能不碰就不要碰，等體質改善後再碰。

因時因地因人調整

新竹有一位罹患肝癌的科技人員，為了治療肝病四處求醫，聽聞某種菇類可以幫助他降低病症指數，更是投下大把金錢，一箱接一箱地買，一箱接一箱地吃。但是吃了一段時間，病症卻絲毫沒有起色，診斷報告上的肝炎指數始終降不下來。當他來到自然律例的教室時，我首先建議他的就是停止吃菇。我告訴他：「菇類對人體確實有幫助，但並不是每個人都適合吃。」除了根據他的體質給予飲食建議，提醒他應該有所吃、有所不吃之外，我也要求他立即回歸到自然律例的正常作息，兩者相輔相成，身體才會有籌碼戰勝疾病。很慶幸地，執行一段時日之後，他的肝臟功能逐漸變得穩定，雖然依舊無法根除，但至少已經能夠和它一起相安無事地過日子了。

上天造物，沒有好或不好的差別，不能一概論斷哪一種食物的屬性比較好，或是哪一種食物的屬性比較差。最重要的是，要因時因地因人來調整和選擇。吃蔬果也是如此，選對了、吃對了，宛如「大補丸」；選錯了、吃錯了，如何奢望他們能幫助你遠離疾病？

自然律例 Tips

蔬果，有所吃有所不吃

❶ 水果連皮吃：因為果皮屬鹼性，可以幫忙調整人體酸鹼值，尤其是酸性體質的人更應多吃。

❷ 蔬菜生吃：生菜屬鹼性，熟菜偏中弱酸，因此生菜比熟菜更適合亞熱帶人食用。

❸ 體質屬寒性的人少吃葉菜：葉菜多半質寒，寒性體質者應少吃葉菜類，多吃根、莖、瓜、果、花。而且執行自然律例初期，寒性體質者暫不宜吃過多生菜，以免腸胃一下子無法負荷。

❹體質熱多吃瓜類：尤其是夏天，瓜類可幫忙瀉火消暑。

❺重症者的禁忌：癌症患者和重症患者，選擇蔬菜時，應避免食用茄子、過貓、茭白筍、竹筍、南瓜、蘆筍和芋頭等；選擇水果時，應避免芒果、龍眼、荔枝、榴槤和香蕉等。寒性氣血瘀滯型的腫瘤患者不適合食用菌、菇、豆芽菜等「不見陽」蔬菜。

❻情緒不穩者的禁忌：少吃蔥、薑、蒜、辣椒等刺激性蔬菜。

❼不成熟不吃：臺語俗諺說：「白菜嬰卡毒飯匙倩。」意指不成熟的白菜毒性比眼鏡蛇還要劇烈。其他像是不成熟的木瓜、菜苗、乳豬、吻仔魚等，都是違反自然律例的不成熟食物，最好少碰為妙。

蔬果不能當飯吃

現今有坊間教導促進健康的方法是不吃米飯，只吃蔬菜或水果，或是將蔬果榨成精力湯喝，很多人照著這方式吃卻不見功效。事實上，只吃蔬果不吃米飯，不僅對健康無益，甚至還會讓健康受損。

為什麼會這樣呢？因為在細胞金字塔中，澱粉質是最下層也是最重要的營養來源，如果捨棄澱粉質，只補充纖維質或維生素，就好像是大樓的地基不穩，卻還拚命往上蓋，這樣的大樓遲早會倒塌。（細胞金字塔圖請參見第八十一頁）

大家看看「氣」這個字，氣的中間是「米」，少了「米」，氣就會不足，所以吃澱粉質能夠補氣，這就是中醫的觀點。多數疾病是從氣虛開始，所以只吃蔬果，不攝取澱粉質，不但無法有效的治癒疾病，還會引發疾病。

蔬果雖然對身體有益，但只吃蔬果不吃米飯，反倒傷身。此外，吃蔬果切記也要依照身體屬性進食，大部分生的蔬果屬性偏涼，如果吃太多生的蔬果，會導致身體容易偏寒，因此寒証的人更不能多吃生的蔬果，只有實証、熱証的人才可以吃大量生的蔬果，而且待體質調回正常體質後，就要減少生的蔬果攝取量，否則大量食用，體質還是會偏寒性。

一餐最適宜的蔬果比例：二蔬一果調酸鹼

雖然政府宣導一天五蔬果，但自然律例強調，一天不用吃到五種蔬果，只要簡單的二蔬一果即可。而且蔬菜比水果重要，如果真的只能選一種的話，寧可不吃水果，也一定要吃蔬菜。

有人問：老師，為何是二蔬一果？而不是一蔬二果呢？許多人不知道其實蔬果也有酸鹼性，當然，一般人不可能隨身攜帶酸鹼試紙測試酸鹼度，因此，我教大家一個最簡單的判別方式：只要依照甜度的多寡來判別即可。甜度越高的偏酸，甜度越低的偏鹼。所以生蔬菜多為弱鹼性（生吃會覺得澀澀的，但加熱時間越久會偏酸性），而水果多為酸性。

人體吃了偏酸／偏鹼的食物，體質也會偏酸／偏鹼。針對不同氣候，人體需要有不同體質，夏天因天氣炎熱，讓人體處在弱鹼的狀態較為耐熱，且不容易患病；冬天因天氣寒冷，人體處在酸性的狀態可以禦寒，不過人在冬天會漸漸不想吃蔬果，所以可以多攝取優質蛋白質，如涮肉片等，使人體的體質偏酸。

地瓜皮是鹼性，地瓜肉是酸性；米飯類中，白米飯是酸性，糙米飯偏鹼性。蔬菜大多是偏鹼性，但如果加熱的時間越久，則會偏酸性。水果則普遍都是偏酸性。

如果個人體質偏酸性，則需多吃蔬菜平衡酸鹼性；反之，若身體偏鹼性，就減少蔬菜量，增加地瓜、米飯的分量。另外，一個人體質的酸鹼性跟寒熱體質沒有絕對關係，並不是鹼性體質的人就一定是涼性體質，酸性體質的人一定就是熱性體質，兩者不可畫上等號。

很多人不知道為什麼我要宣導每天吃地瓜米飯配二蔬一果。這要歸功當年我老師的教誨，對許多罹患重症的人來說，長期吃藥是很高的花費，醫生有責任減輕患者的經濟負擔。我提倡的地瓜、米飯、二蔬一果，一共五樣，不用花大錢，同樣對健康非常有助益，而且這些食材是藥，不是藥，對人體沒有額外的副作用。

地瓜、米飯與二蔬一果的酸鹼值

	鹼性（＋）	酸性（－）
地瓜	＋（皮）	－（肉）
米飯	＋（糙米）	－（白米）
蔬菜	＋（生）	
蔬菜	＋（生）	
水果	＋（皮）	－

自然律例 Tips

❶ **食物屬性會因為「體質」改變**。不是多吃蔬果就好，而是要吃適合自己體質的蔬果。我們應將體質調至環境所需。例如在夏天時，必須將體質調成弱鹼性，冬天則需將體質調成弱酸。（參照第六十一頁的體質評量表）

❷ **食物屬性會因為「季節」而改變**，所以冬天的番茄較夏天的番茄來得涼。坊間書中標明平性食物，也會因為季節而改變屬性。

❸ **食物屬性會因「區域」而改變**。例如蘿蔔在臺灣屬於涼性食物，但在西藏或高海拔地區，蘿蔔則屬於熱性食物。因為蘿蔔在越冷的地方，所含澱粉質越高，而當澱粉質含量高時，也就表示食物將偏熱性。

❹ 怎麼吃，該吃什麼，自己最清楚。**要以體質調整食物之攝取**。

❺ 如何判斷身體的酸鹼性：早起用試紙測試唾液的酸鹼值。尤其酸性體質者具有汗臭味、常被蚊子咬、體溫容易升高等特性。

2-3 吃肉和海鮮的劈腿禁忌

提到自然律例飲食方法，不少人的第一個念頭就是：「是長年茹素嗎？」其實上天造人，原本就給予人類雜食的特性，因此回歸到自然律例的飲食方法當然也是雜食，並非長年茹素，也非長年茹葷。

只是，肉類該怎麼吃呢？該什麼時候吃呢？

什麼氣溫吃什麼肉

依據自然律例，動物適合生長的氣候和環境不同，所含的肉類屬性和油脂成分也不同，因此人類吃肉時也應順應「什麼氣溫吃什麼肉」的原則，依照動物適合生長的氣溫為依據，才能從不同屬性的動物當中補充適合當地氣溫的油脂。一般來說，氣溫攝氏二十五度以下可以吃豬肉，氣溫攝氏二十度以下可以吃牛肉，氣溫攝氏十度以下可以吃羊肉。

可能有人又要提出疑問，「這些肉類不是一年四季都在臺灣出產？尤其是豬肉，除了宰豬市場公休，否則哪一天買不到豬肉？豬隻在大熱天不也繼續大量繁衍嗎？」

沒錯，豬隻在臺灣確實不分四季都在大量生產。但是為了促熟或對抗越來越多的疾病，豬隻被注射抗生素或藥物等駭人聽聞的消息時有所聞。人為技術也許可以違反時序，創造出自然法則以外的繁衍，但智者如何選擇，應該不需多言。

再以牛隻為例，依照生長分布的地區來看，肉牛多生長在緯度較高且較乾燥的寒帶區域，因為當地氣候和環境適合牛隻生長，所以當地人也適合吃點牛肉來攝取養分和幫助禦寒。雖然臺灣本地也產牛，但是最適合生長的是水牛而不是肉牛。用來食用的黃牛因為怕雨怕濕，所以在照顧和飼養上都比較困難，在初始的自然律例當中，就更不適合在臺灣生長，因此自然也不適合這塊土地的人吃。至於羊隻，適合生長的區域更乾冷，就更不適合位處濕熱的臺灣人食用了。

但是臺灣人也不是全然沒有吃肉的機會，只要氣溫在攝氏二十五度以下就可以吃豬肉，攝氏二十度以下就可以嚐一嚐牛肉，而攝氏十度以下的寒流來襲時，就可以把羊肉爐端上桌了。

一餐混食多種肉類、海鮮，易致病

要切記的是，吃肉和吃海鮮都有所謂的「劈腿禁忌」，一餐當中最好只吃一種

肉，應避免不同種類的肉混著吃。如果那餐吃的是豬排，就不要再吃牛肉；如果吃的是牛排，就不要再吃炸排骨。因為每一種動物和海鮮的屬性不同，肉質的屬性和纖維長短也都不一，混合消化後很容易在人體中產生危險的生化變化。雖然人體器官的代償性很高，一次可以同時執行數個指令和動作，但是消化不同屬性和纖維的肉類，勢必會大量耗損腸胃的功能。而且混合的肉類長時間滯留在腸胃間，也很容易腐敗並產生毒素，不僅有礙胃腸的健康，更會造成百病叢生和提早老化的現象。

人性化的「劈腿禁忌」原則

不過，雖然說完全遵行自然律例，依照氣溫食用肉類，是最理想的方式，但硬要應酬聚會眾多的現代人如此嚴格執行，恐怕也不是一件容易的事。

曾經不只一個學員苦惱地問我：「和朋友約會聚餐，餐點難免會有肉，氣溫超過二十五度就不吃肉？很難呢！」去吃到飽餐廳更常碰到這個問題，烤羊排、烤牛肉、炸豬排、甜食、飲料、水果、點心……五花八門的美味佳餚擺在眼前，讓人光是看就流口水，恨不得多長出一個胃多裝點食物，怎麼可能還克制得住自己的舌頭呢？

沒錯，只要是人都有口腹之慾，可口的肉食當前，要視而不見也未免太不人性。

因此我總是建議學員：「要大吃大喝？可以！但是請勿劈腿，請選在中午十二點到下午六點之間進行。」很多人選擇在晚餐時間，甚至消夜時間去大吃大喝，坦白說，這種做法無疑是在拿自己的健康開玩笑。

而且儘管是去吃大餐，最好還是遵守「吃肉不劈腿」的原則。**如果一餐當中非得吃兩種以上的肉類，也應以「同蹄」為原則，盡量挑選同屬性的動物來進食。**例如雞和鴨就屬不同蹄的動物，因為雞、火雞、鴿子的腳都成爪狀，鴨子和鵝的腳則是成蹼狀。至於海鮮類，也應盡量只挑選同屬性來進食，例如吃過硬殼類的蚵仔，之後最好也挑選硬殼類的蛤仔、蜆仔；吃過軟殼類的蝦子，之後最好也挑選軟殼類的蟹類。同蹄對同蹄、硬殼配硬殼、軟殼對軟殼、有鱗對有鱗、無鱗對無鱗，不同種類的魚肉對人體所產生的負面影響才能降到最低。

自然律例 Tips

魚、肉，有所吃有所不吃

❶ 一餐單種：每一餐只吃一種海鮮類或肉類。

❷ 放縱的時機：若一定要大吃大喝，最好選擇在每天中午十二點到下午六點之間，但仍應注意「一餐單種」的原則。

❸ 混吃有禁忌：盡量避免混吃，不得已一定要混吃時，應注意屬性。動物類以同蹄為原則、海鮮類以同質性為原則。

❹ 吃肉時間表：氣溫攝氏二十五度以下可吃豬肉。氣溫攝氏二十度以下可吃牛肉。氣溫攝氏十度以下可吃羊肉。

2-4 妙用無窮的地瓜

臺灣之寶——地瓜

十幾年前當我開始鼓吹吃帶皮地瓜養身餐時，有人認同有人質疑。多年之後，經過許許多多人的親身體驗，地瓜餐的功效和好處不時在媒體上沸騰，執行地瓜排毒餐的人也越來越多。這雖是我始料未及的結果，但是見到地瓜的好處能被肯定、廣泛應用，自然也感到相當欣喜。

對現今年紀五、六十歲的人來說，地瓜真是一直種令人又愛又恨的東西。在物資缺乏的那個年代，吃不起白米，只能以曬乾的地瓜籤充數填肚子，說起地瓜，很容易就想起那段苦澀的光陰。但是物質富裕了，吃多了白米飯，卻又會想念地瓜的滋味，三不五時就會煮個地瓜飯或地瓜稀飯，解解饞也順道回味一下往日那段酸甜苦辣。

地瓜防癌效果第一

會開始研究地瓜，正是因為見識到臺灣人和地瓜的這段情感，也好奇為何這樣一個不起眼的小東西，竟然可以替代米飯，養育了那段辛苦歲月裡許許多多的臺灣人，甚至衍生出「番薯救人無人情」的臺語俗諺（指地瓜因為賤生易長，雖然幫助世人度過飢寒貧苦的日子，卻仍然不被重視。）

漸漸地，從自身的經驗和各項研究資料當中，我慢慢發現大自然的這份禮物真是奇妙——它不僅擁有所有澱粉質含有的養分，同時擁有豐富纖維質，有助於排便、代謝、清除微細血管中的廢物，還可以防止鈣質流失、安神、瀝水除濕消腫，甚至可以美化肌膚、緊實肌肉、防止內臟部下垂、轉換荷爾蒙，促進兩性幸福。當然它的防癌功效也已經獲得科學界證實，在所有食物當中，地瓜的防癌效果堪稱第一。

地瓜要連皮吃

剛開始很多學員都不敢相信地問我；「地瓜連皮吃？能吃嗎？」但是經過解釋，**地瓜皮屬鹼性，可以幫助人體調整為鹼性或是中弱酸性，避免疾病產生**，大部分的學員都會同意「試它一試」。很有趣的是，經過一個星期後再碰面，幾乎沒有人會再提出相同的問題，因為它們已經發現地瓜削不削皮只是習慣上的差別，連皮一起吃，吃習慣了就一點也不難吃，甚至有一番風味。

時下很多人都知道要多吃地瓜、吃地瓜要連皮一起吃，但令人憂心的是，大部分的人只知道地瓜有好處，卻忽略了吃地瓜的方法和時間，錯失最佳療效時機不說，還可能吃出不必要的危險。

過午不吃地瓜

一般來說，吃地瓜當然也必須配合自然律例作息，能夠**在上午六點半前吃完，七點以前排便，就能讓小腸吸收地瓜百分之九十以上的功效**。尤其是癌症或重症患者想靠地瓜祛病，一定要砥礪自己在上午六點半以前吃完地瓜、七點以前排便。

一般人若是無法在上午六點半以前吃完，也應該要在中午十二點以前吃完。因為下午以後身體的新陳代謝變差，地瓜的糖分容易累積，因此中午十二點以後就不應該再吃地瓜了。尤其是有糖尿病或是痛風的人，更嚴禁在中午十二點以後吃地瓜。另外，有糖尿病的人每天應該吃的地瓜量不能超過一百公克，吃完之後一個小時內不應睡覺。

地瓜的烹煮方法也應符合自然律例。**夏季天氣熱，地瓜應該以蒸食為主；冬季稍微寒冷，就不再以蒸地瓜為限，可以個人口味享用烤地瓜**。不過蒸地瓜時最好不要和米飯一起混合，最好是以電鍋分層蒸煮，以免地瓜的糖分滲透進米飯當中，導致米飯在溼熱的氣溫中加速腐敗。

自然律例 Tips

癌症患者怎麼吃

❶ **飲食依照體質**。例如，大部分的人都運用「靈芝」來養氣補神，但寒性體質的人不能吃靈芝，因為靈芝屬於涼性。

❷ **會「發」的食物不宜吃**。例如：南瓜、芒果、荔枝、龍眼、哈密瓜、釋迦、酪梨、芋頭、茄子。所有無鱗的魚也都屬於「發」物，例如鰻魚。

❸ 假如病友在吃抑制荷爾蒙的葯，西醫建議不能食用山藥、大豆、黃豆。

❹ 血管堵塞的病友，熱瘀者可吃生蓮藕；寒瘀者可吃熟蓮藕。

❺ 筋骨不舒服、易腹瀉者則忌吃香蕉。

❻ 癌症及重大疾病者不宜吃海產。

自然律例抗癌三餐建議

重症患者如果想在四個月內改善百分之五十以上，須遵守下列律例：

早餐的地瓜、白米飯比例為二比一，大約是吃兩口地瓜，吃一口白米飯。

中餐需遵照二蔬一果原則，依照自己的體質飲食，搭配適合自己體質的肉類。

晚餐需在晚上六點以前吃，最晚不得超過晚上八點。可以吃肉類，但必須是優質蛋白質，因為優質蛋白質可以在兩個小時內被人體消化，避免睡覺時胃還在工作。

搭配二蔬一果，除非體質過寒，否則蔬菜以生菜為主，種類以根、莖、花、果為主。身體較寒的人不要食用葉菜類。若無法準備二蔬一果，也可以一蔬一果代替，但禁忌二果一蔬的吃法。

重症者必須於早上六點半以前吃完早餐，七點以前排便完畢。

若不喜歡吃米飯，也可用米製品代替，例如米粉、板條、米苔目、無糖年糕等。但最好不要吃稀飯，因為稀飯容易香嚥，會減少咀嚼的動作，減少唾液分泌，增快老化速度。

第3課

細胞金字塔

3-1 養護細胞的金字塔

偉大的成就都是由細小的元素累積而來，人的身體也一樣，必須擁有許許多多像螺絲釘般的健康細胞，才能累積出健康和活力。

有人以為，人體細胞的好與壞無法掌握，身體要痛、要病，慢性疾病、癌症要找上門，完全是隨機、隨命，人們完全沒有選擇的餘地，充其量只能等到健康亮起紅燈時，再靠藥物或手術幫忙想辦法。

其實只要回歸到自然律例的生活方式，只要懂得和自己的細胞對話，懂得利用養分為身體建構一座穩固的「細胞金字塔」，人們不僅可以控制自身細胞的優劣，甚至還可以因此改變天生的頹勢，讓細胞重新活化、身體重拾健康。

「細胞金字塔」的原料

在「細胞金字塔」的結構當中，最重要的就是一層又一層的原料，這些原料也就是肩負養護細胞功能的各種養分。首先，最底層的原料是澱粉質，它具備有安神、鎮定的功效，還可以抗老、防老，在中醫理論裡，更是可以補氣、養氣的法寶；第二層是具有代謝廢物、消除腫瘤和血瘀的纖維質；第三層則是可以修補損壞細胞、溝通細胞的蛋白質；第四層是可以消除腫瘤的維生素；第五層是滋補細胞的礦物質；第六層是幫助身體新陳代謝的水；第七層是油脂；最底層是影響身體健康甚至性格的氣。

養分需求有多寡、先後順序

金字塔要穩，一定要基層穩固了才能繼續往上疊。因此從細胞金字塔當中，也可看出人體對於養分需求的多寡和先

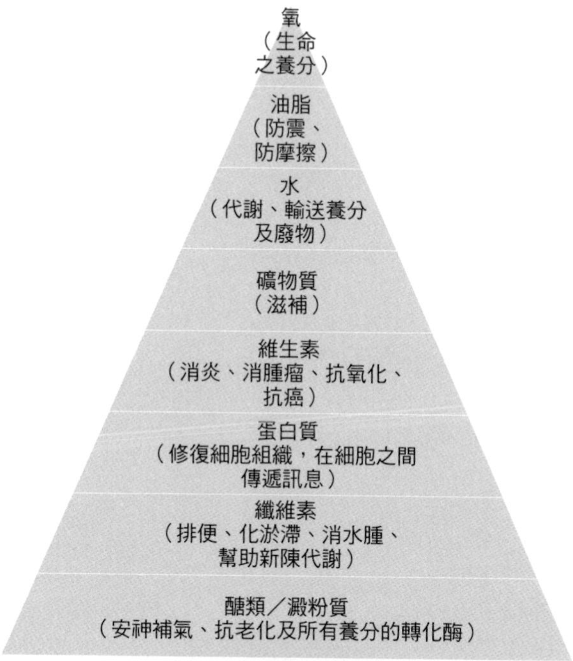

細胞金字塔

後次序，依次是澱粉質、纖維質、蛋白質、維生素、礦物質、水、油脂和氣。

之所以特別強調在養分需求的多寡先後順序，並不表示其中任何一項應該被忽略，而是要提醒應避免「本末倒置」。不少人為了健康拚命運動、拚命補氣，卻忽略了身體需要先有足夠的營養素，之後再養氣，才有其效果，這也是「樹頭顧乎在，不驚樹尾做風颱」的道理。若是一味運動、一味養氣，恐怕不僅事倍功半，還會因為細胞金字塔的根基不穩而出現反效果。

和細胞談戀愛的女人

在自然律例的教室當中，有不少學員已經學會和自己的細胞對話了。一位稱得上企業女強人的女學員在回歸自然律例的懷抱之前，忙碌的工作占去她生活的大半。可能因為壓力過大，她每天深夜從公司回到家後，便開始翻冰箱找東西吃，暴飲暴食無法控制。加上為了減肥和經營塑身中心，她厲行蛋白質減肥法，三餐都吃茶葉蛋過日子。從早到深夜，每天吃六顆茶葉蛋，四個月之後，身體終於向她提出抗議，嚴重的內分泌失調讓她的體重在短時間內增加了十公斤，更讓她恐慌的是陰道突然大量出血，當她前往醫院檢查時，她身上原本只有三公分的腫瘤，已經長到將近八公分了。

害怕、沮喪、無助，排山倒海而來，她想像自己崩塌在床、想像死亡，也想起兩個年紀尚輕的孩子……生活當中除了揮之不去的陰霾，剩的就是一團又一團黑壓壓的恐懼了。

就在此時，她踏進了自然律例的教室，並且選擇相信自然律例、回歸自然律例。每一天她和太陽比賽起床，和月亮計較上床睡覺的時間，完全拋棄了過去的生活習慣，除了每天愉快地吃著自然律例地瓜餐以及運動，更利用「細胞金字塔」原理，靠著扎實的營養素扭轉處於劣勢的健康。才短短一個月又十天的時間，她重新感受到健康與活力的滋味，更奇妙的是，腫瘤彷彿也像聽從她的指令般，一下子從將近八公分縮小到三公分多。

如今雖然腫瘤仍然在她的體內，她卻絲毫不擔心，因為她了解只要順應自然去生活、只要順應細胞金字塔去養育細胞，細胞就不再無法掌控。

現在她總是說：「人是可以和自己的細胞談戀愛的，即便是腫瘤這樣不受歡迎的細胞，只要方法對了，它們也可以乖巧聽話、毫無威脅地成為身體的一部分。」

3-2 澱粉質是瘦身大敵？

「澱粉質是『細胞金字塔』的基礎？有沒有搞錯？澱粉是會讓身材變胖的殺手耶！」這幾年，澱粉幾乎成了愛美人士的大敵，翻開報章雜誌，幾乎天天都有人跳出來和澱粉畫清界線：「澱粉？少吃為妙，那是會讓人發胖的。」「我絕對不碰澱粉，白飯、麵包、麵食統統都是我的拒絕往來戶。」「澱粉會讓人胖，吃肉不吃澱粉，才能保持窈窕身材。」

澱粉質肩負重責大任

然而對身體來說，澱粉真的只是完全沒有貢獻的負面角色嗎？當然不是，澱粉質之所以擔負細胞金字塔底層的重責大任，正是因為澱粉質是腦、神經系統以及紅血球細胞所需要的能量來源。在中醫的觀念裡頭，澱粉質更具備了補氣、安神、抗老和抗氧化等重要功能。身體少了澱粉質，就像是金字塔少了根基和底座一樣，遇到疾病和環境的考驗，馬上就搖搖欲墜了。

吃「飯」，改善二十年便秘

在香港授課時，一位商人太太苦惱地問我：「二十幾年來我經常為便秘所苦，有沒有什麼方法可以改善呢？」我問她：「妳吃的飯夠多嗎？攝取的澱粉質夠多嗎？」沒想到她瞪大眼睛看著我，反問我：「沒有啊！吃飯會讓人胖，而且醫生說我對米飯過敏，我已經有二十年左右，不吃米飯這種澱粉類食物了。」我笑了笑，請她暫且相信我，先放下發胖和過敏的疑慮，開始吃澱粉類食物，尤其是米飯。一個多月之後，這位學員喜出望外地宣布，她的便秘狀況幾乎完全改善了，更讓她開心的是，一點也沒有變胖的跡象，甚至因為排除了宿便，讓她的小腹變得更加平坦。

「飯桶」比別人多層防護罩

臺北還有一位時裝設計師，長得高眺美麗，穿著時髦得體，在團體中屬於讓人眼睛為之一亮的類型。想當然耳，這又是一個不碰澱粉的愛美人士。過去為了維持身材，她幾乎不碰米飯等澱粉質。直到依照自然律例和「細胞金字塔」維持健康，應該多吃米飯，她才勉為其難地重新接受米飯。

令她料想不到的是，吃了一陣子米飯之後，她的身材依舊曼妙，嚴重掉髮的毛病卻不見了，氣色也變得更好了。現在的她笑稱自己是「飯桶」，和朋友出去吃飯，別人對米飯避之唯恐不及，她卻一碗接著一碗地吃。事實證明，「飯桶」並沒有比其他不碰澱粉的人來得胖，多的只是健康和活力。

長期不食用澱粉類食物，身體不僅容易出現倦怠、躁動的現象，更重要的是，身體會因為糖分不足消耗分解肌肉中的蛋白質和肝臟中的肝醣，對身體的負擔不可謂不大。只要窈窕不要健康，絕對不是聰明的做法。不吃米飯也許會瘦，付出的代價卻是失去健康。尤其是疾病來襲時，「飯桶」絕對比不碰澱粉的人來得有招架能力。

3-3 聰明的纖維質攝取法

有很長一段時間，我幾乎每天不吃任何食物，只吃六顆蘋果，為的就是希望藉由蘋果的「藥王」功效，幫助自己從病痛當中走出來。許多人一定好奇：「這樣吃真的有效嗎？」坦白說，在搭配自然律例作息的狀態下，蘋果確實對身體有其療效，問題卻出在長期只吃蘋果，而且是一天六顆蘋果的「恐怖」吃法，這種做法讓我直到現在見了蘋果都會倒胃。

吃蔬果補纖維質，含量有限

在生活當中，許多食物都必須大量攝取才能夠取得其中的功效，尤其是位於「細胞金字塔」第二層的纖維質。

對於人體細胞來說，纖維質十分重要，尤其是**飲食豐富、壓力大、居住環境惡化的現代人，更需要靠纖維質來幫助細胞代謝廢物、消除腫瘤和血瘀**。以數字來計算，每個人每天應該攝取的可溶性纖維質量是二十五至三十公克。但是四整顆萵苣、六顆蘋果、一大把芹菜所含有的可溶性纖維質卻只有少得可憐的四公克。也就是說，若是每個人每一天要攝取足夠的纖維質，至少要吃下二十四顆萵苣、三十六顆蘋果、還有六把芹菜，這樣才能湊足二十五公克左右的纖維質。很驚人的事實吧！

光是想就覺得喉頭發緊，更何況一口一口地吃下呢？而且腸胃也無法天天負荷如此大量的纖維質，久而久之，不僅吃不出健康，甚至還可能引發腸黏膜受傷的嚴重後果。

借助科學補足纖維量

不過如此一來，人們是不是就注定永遠達不到纖維質應該攝取量的門檻了呢？

當然不是，科學技術進步的現代人，除了遵行自然律例的方法作息和攝取食物，更可以尋求營養品的協助，只要前提是安全可靠，沒有化學添加劑，營養品其實也不失為「養細胞」的一種人性化方法。

我本身就固定利用纖維粉來補充不足的纖維質，一瓢纖維粉含有將近四公克的可溶性纖維，成分約像四顆萵苣、六顆蘋果和一大把的西洋芹。只要早晚兩份纖維粉，再加上日常食用的蔬果，一天的纖維質就約略夠了（視病症可增減）。更理想的是，腸胃不會因此受傷。

要自然也要人性化

然而可能有人納悶，吃營養品不違反自然律例的原則嗎？其實，自然律例的立意並不在於推翻所有現代科技和現代發明，而是希望以自然律例為基礎，同時應用時下簡便、廉價又有療效的安全產物，讓身體維持在最佳狀態。纖維質的攝取就是一個最好的例子，現實裡頭人們根本無法在一天之內吃下成堆的蔬果，又必須靠足量的纖維質來幫助身體新陳代謝、去除血瘀，此時科技產品就成最聰明也是最人性化的選擇，簡單、方便又省錢，這應該也是身為現代人最幸福的地方吧！

3-4 優質蛋白質V.S劣質蛋白質

你一天攝取了多少蛋白質？消化吸收了多少蛋白質？吃的是優質蛋白質還是劣質蛋白質？或者你根本從來沒有想過這些問題，認為食物會順理成章地供應蛋白質給身體。

心臟病、腎臟病、智能障礙都靠優質蛋白質改善

位於「細胞金字塔」第三層的蛋白質，是人體必備的營養素，由各種胺基酸組成，是所有細胞的主要成分，具備有修復細胞和溝通細胞的機制，更是愛美人士熱愛的美容聖品。

不少研究報告都明確指出蛋白質，尤其是膠原蛋白，具有防老抗老的功效，攝取適量的蛋白質，可以延緩老化保持青春美麗。另外，對成長發育和所有組織健康的維持，蛋白質也不可或缺。

以我本身為例，幾十年來我一直有二尖瓣膜缺損的問題，更長期為腎疾所擾，但是攝取足量的蛋白質，再搭配自然律例的生活方式之後，原本需要開刀的心臟逐漸恢

復健康，腎臟的毛病也獲得大幅改善。

蛋白質的修補能力也印證在我家的智障兒身上，過去我的這位養子接受智能測試時呈現的是有肢障和重度智障，但是經過幾年的調養，尤其是足量適量的優質蛋白質補充，他的腦部細胞逐漸活化，再度接受測試時，已經進步到智商七十，也沒有肢障的範圍了。

優質、劣質蛋白質的比較

含有劣質蛋白質的食物多半經過長時間加工或高溫烹煮，所含的蛋白質已經受到嚴重破壞，並且需要二至三十六小時的時間才能被人體消化吸收。例如豆漿、豆腐、滷蛋、滷肉。

含有優質蛋白質的食物未經常時間加工或高溫烹煮，所含的蛋白質未遭到破壞，通常可在兩個小時內被人體消化吸收。例如涮肉片、蛋花湯等。

許多人覺得神奇，也納悶自己每天同樣攝取許多含有蛋白質的食物，為何卻看不到相同的效果？其實最大的問題在於許多人不了解人體的蛋白質吸收率，更忽略了自己攝取的是劣質蛋白質，而不是對人體有幫助的優質蛋白質。

人體的蛋白質消化吸收率

另外就消化吸收率來看，人體真正能從劣質蛋白質食物當中吸收的蛋白質只有十％，其他的九十％還可能會造成腎臟代謝負擔，也就是說若食用一百公克的劣質蛋白質，人體的消化吸收率僅僅只有十公克。

以豆腐為例，一塊豆腐當中大約含有四．五公克的蛋白質，但是能夠真正被人體消化吸收的卻只有〇．四五公克，甚至更少。然而根據世界衛生組織的建議量，每一個成年男性每天應攝取六十公克的蛋白質、女性應攝取五十公克的蛋白質。若依此比例來換算，每人每天至少應該吃下一百塊左右的豆腐才能達到建議攝取量，不用說當然也知道「不可能」。

有鑒於此，在蛋白質的攝取上，我通常建議學員採用和纖維質一樣的聰明人性法——利用營養補充品來補充蛋白質。尤其是非基因改造的大豆胺基酸營養產品，含有天然的異黃酮素，而且可為人體吸收率高達八十％左右，是相當不錯的選擇。食用十公克的大豆胺基酸營養產品，身體就可消化吸收八公克左右，在忙碌的現代生活中，是一種省事又省錢的聰明做法。

蛋白質攝取量應隨氣溫改變

值得一提的是，蛋白質的攝取量也應順應自然律例來調整。尤其天氣越是炎熱，身體對於蛋白質的需求量就越少。由於世界營養權威單位的成員大部分居住在高緯度國家，設計出來的建議蛋白質攝取數據也多半以當地為準，因此位於亞熱帶的臺灣人不應照單全收，而應配合氣候彈性增減蛋白質的攝取量。

比較簡便的方法是以氣溫來區分：氣溫十度以下，每一個成年男性每天應攝取的蛋白質量可維持在六十公克、女性應攝取的蛋白質量也可維持在五十公克。氣溫二十五度至十度之間，每天的蛋白質攝取量就應減少至世界衛生單位建議量的三分之二，也就是男性只需攝取四十公克的蛋白質，女性只要攝取三十四克左右；氣溫在二十五度以上，應攝取的蛋白質量更應減至二分之一，男性每天只需要攝取三十公克的蛋白質、女性每天只需要攝取二十五公克左右就足夠了。

3-5 天然的抗生素——維生素

抗生素和維生素的作用都是消炎，但前者可能傷身並帶來後遺症，後者雖然效果不似前者那般立即可見，卻顯得溫和又安全，因此也是「細胞金字塔」當中不可或缺的一部分。

盡量多吃生菜

在所有食物當中，蔬菜含有最多維生素，我鼓勵學員們的每一天從地瓜和蔬菜開始，原因正是希望大家能夠從蔬菜當中盡量攝取維生素。遇到有重大疾病的學員，我更常提醒他們一定要注意維生素的攝取量，因為**人體一旦發生重大疾病，就表示身體處於發炎狀態，此時更需要維生素來幫助消炎**。

但是維生素容易在烹煮過程當中流失，因此我也一再建議學員盡量多食用生菜，尤其是根、莖、瓜、果、花類等生菜。雖然中華料理方式較少生食，國人的蔬菜飲食習慣也多用熱炒，但是只要嘗試過後，很快就會發現其實許多蔬菜採用生食的方式一樣美味可口，更可以吃出蔬菜的原味和鮮美。

在自然律例的教室當中，我和學員們經常一起分享當季的生菜蔬果，生絲瓜、生苦瓜、生筊白筍、生瓠瓜等。許多人認為不可能生食的蔬菜，都經常出現在我們的餐桌上。剛開始，新進學員也常常舉箸猶豫，非要看到學長姐們吃得開心又愉快後，才硬著頭皮去嘗試，有趣的是，只要試過一次之後，很少人不為其中的好滋味感到驚奇。

落伍的維生素需求量

不過吃生菜的節奏還必須配合體質，一般寒性體質的人就不適合冒然食用生菜，吃自然律例地瓜餐或是平日食用蔬菜時，可先以汆燙過的蔬菜代替，慢慢再改為生菜。

另外，必須提醒的是，目前國內衛生單位建議的維生素需求量仍停留在日據時代的標準。以維生素A為例，專家建議攝取量為每位成人一萬兩千IU（註2），但是臺灣的建議攝取量仍停留三千至五千IU。

在日據時代，人們生活簡單、飲食簡單，三千至五千IU的維生素可能已經足夠當時人們的身體需求，但時至今日，現代人飲食過度豐厚，三千至五千IU的維生素A顯然已經不足。

也因此，現代人除了多食用生菜，最好還是適時適量補充維生素錠劑，如此才能有效防病消災。

3-6 礦物質、水和油脂

要養護細胞當然也缺不了礦物質、水和油。礦物質是構成身體細胞的原料，如構成骨骼、牙齒、肌肉、血球、神經之主要成分，同時也可調節生理機能，如維持體液酸鹼平衡、調節滲透壓、心臟肌肉收縮、神經傳導等機能；水則是人體的基本組成物，為生長之基本物質與身體修護之用、促進食物消化和吸收作用、維持正常循環作用及排泄作用、調節體溫、滋潤各組織的表面，可減少器官間的摩擦、幫助維持體內電解質的平衡；油提供脂質，能夠供給熱能、幫助脂溶性維生素的吸收與利用、增加食物美味及飽腹感。

註2：International unit，簡寫為IU。是用生物活性來表示某些抗生素、激素、維生素及抗生素量的藥學單位。

礦物質於高溫中釋放

礦物質和維生素相反，食物需要經過高溫烹煮才能釋放更多礦物質。依照研究理論，「生」的物質用於「清瀉」，像維生素就必須是「生」的，才能幫助人體清除廢物和消炎化淤；「熟」的物質用於「滋補」，礦物質的功效就需經過長時間的烹煮才能大量釋放，這也是中藥為何需要經過長時間熬煮的道理，目的就是要藉由長時間的烹煮，熬出其中的礦物質成分。

不過在日常生活當中，只要喝水便可以攝取礦物質了。因為水是經過天地孕育，尤其是源自於高地的水多半擁有完美的礦物質含量，**平日只要飲用足夠的水，也就吸收了不少礦物質**。

水的需求量因人而異

但是需要提醒的是，喝水，也應該配合個人需求量去調整分量，若是一味多喝水就有害無益，尤其是容易水腫或是代謝功能不佳的人，對於水分攝取量更應謹慎。

❶ 一般人每天的水分需求量

一般人每天水分需求量為體重的三十倍至七十倍。以一個體重五十公斤的人為例，基本的水分需求量就是五十公斤×三十倍＝一千五百毫升；代謝功能不錯的話，可以增加到體重的五十倍，也就是五十公斤×五十倍＝兩千五百毫升；若是代謝功能良好而且經常從事運動的話，則可增加到體重的七十倍，也就是五十公斤×七十倍＝三千五百毫升。

❷ 疾病患者每天的水分需求量

水分不易代謝者和重症患者的水量攝取，應控制在體重三十倍以內的基本水量，若要增加，最多不能超過基本水量的三分之一。

以一個體重五十公斤的重症患者為例，每日攝取的水分不應超過五十公斤×三十倍＝一千五百毫升。

若代謝狀況改善，想要增加水量時，增加的量也不應超過一千五百毫升×$1/3$＝五百毫升，也就是每日攝取的總水量最多不應超過一千五百毫升＋五百毫升＝兩千毫升。易水腫者也應視條件增減水量，而且睡前三小時不應喝水。

什麼氣溫吃什麼油

油脂量的攝取和肉類的攝取原則相同，不同的氣溫，吃不同的油。

許多人以為烹調食物應以植物油為主，其實這個觀念並不全然正確。因為植物油不耐高溫，經過高溫熱炒或油炸，反而容易產生不良的化學物質，因此**炒菜的時候不妨採用動物油，拌菜時再用植物油**。

通常我會建議學員，夏天時盡量食用生菜或是汆燙的蔬菜，若想要提味時，再加入一點植物油；冬天時，則可以少許動物油炒菜，氣溫二十五度以下可食用適量的豬油，氣溫二十度以下可食用適量的牛油，氣溫十度以下則可食用適量的羊油來幫助禦寒和保暖。

3-7 養氣得靠營養素打底

為了找回健康，有一段時間我幾乎每天都在瑜珈教室當中度過，雖然不至於到廢寢忘食的地步，但是一次做上四、五個鐘頭宛如家常便飯。每天不斷地扭轉自己的身軀，試圖透過體能的訓練，將病痛趕出身體。但是耗費了很大量的時間和金錢，我並沒有得到想要的結果，身上的病痛依舊不動如山，健康仍離我很遠很遠。

「最頂端的星星」非一蹴可幾

臺北有一位在金融界服務的學員，意外發現自己罹患癌症，驚慌失措中試著尋求氣功的協助，希望藉由練功幫助自己打敗癌細胞。

每一天，她必須在樹林裡練功三個鐘頭，狀況不好的時候，甚至需要增加練習的時間到七、八個鐘頭。颳風下雨時，她穿著雨衣前往；天寒地凍時，她裹著外套繼續。日復一日，年復一年，她風雨無阻地練著，希望藉著「氣」的力量，讓身體再度恢復健康。但是勤奮並沒有帶走面對死亡的恐懼，每當其他病友突然缺課或是不再出現時，她心中的恐懼便更加沉重。

當這位學員分享起這段往事時，我彷彿在她身上看到自己的影子。我們病了，於是急著想要藉由運動或養氣來祛病療身。但是我們都忽略了，在一座金字塔當中，底部的結構不完整時，再高的樓層也不過是空中樓閣，如何能夠穩健呢？

身體打好底再養氣

養氣是養身相當重要的一部分，從中醫的觀點來看，身體之所以會產生許多病變，甚至情緒方面的種種問題，多半因為氣血不順所導致，因此利用運動來養氣，一直以來就是老祖宗傳承下來十分重要的智慧。

但許多人一定和我相同，在尋求身體健康的過程中，只看到「細胞金字塔」最頂端的星星，卻忽略身體必須有足夠的營養素，才能談運動或練氣。瑜珈、氣功或其他種種的運動各有其妙處和功效，但是缺乏營養素為根基，往往還是無法根本解決身體的病痛。

養氣之前，先要有充足的營養素為身體打底。如果「細胞金字塔」的其他階層都還沒打點好，就先別急著運動或養氣。

第4課

護心與養肺

4-1 喜樂，治心良藥

狂喜傷心，不喜更傷心

根據自然律例其中醫理，「心主喜」，喜是指喜樂，狂喜是指快樂；喜樂是內在思惟的轉化，快樂是外在事物的滿足。狂喜對人體有害，特別是心臟。假使一個人突然狂喜，他的心臟可能因承受不住突然的情緒起伏，而引發心臟疾病；喜樂指的是一種寧靜而盼望的歡喜。每個人都希望每天都有美好的結束，但這很難辦到。建議大家不如調適一下心態，如果每遇到不如意的事情就哀聲嘆氣，心情就鬱鬱寡歡，這樣過日子不是很痛苦嗎？鬱悶就傷心，即「狂喜傷心，不喜更傷心」。所以大家只要抱持著縱使今天沒有快樂的結束，心中也不會有失落感，對明天充滿期望，這才是喜樂的真義。

我有個學員，最大的問題就是他只想要快樂，卻常事與願違，久久不能夠理解喜樂的真義，最後造成腦血管破裂。我們常說人生不如意十之八九，說這話的人是不了解自然律例的，以一天的時間為例，十之八九等於占了近二十小時，但事實上人的一天真的有如此不如意嗎？有發生車禍嗎？意外頻頻嗎？其實人生如意十之八九，不如意的事只有一二，這才是自然律例。但我們常想那不幸的一二，反而放大了不如意的事情，總以為人生不順遂。如果我們能夠轉動思惟，如這一二的不如意，著實是為訓練心志的強壯而設置的，就如對免疫系統的訓練一樣對証處置，病程短，體質更強，錯置輕者免疫系統更弱，重者一命嗚呼，

另外還有位學員說他長期失眠睡不著，總是想著他的父母親虧待他，但對外人而言，他是個敗家啃老族，實際狀況他的確是敗家啃老的，面對外人的責難，自己偏激的思惟讓他陷入憂鬱，幾近精神分裂，還好有及時處置，而今他知道父母沒有虧待他，精神狀況也好多了。聖經有句話：「喜樂的心乃是良藥。」如果我們的思惟常是想如意的事十之八九而充滿感激，這才是真正養心的好方法，再加上飲食作息的配合，我們這顆心馬達應該有希望用上一百二十年。

護心就是護命

心是人體最重要的器官，醫理也認為心是全身的君主，故護心等於護身。要護心，首先要了解哪些原因會傷「心」，我整理了十三個容易引起心疾病的原因如下：

❶ 器官老化、功能衰退。
❷ 盜汗。
❸ 養分不能轉化吸收。
❹ 勞神，費心太多。
❺ 大量或長期失血。
❻ 情志有火，思想打結。
❼ 風寒暑濕燥火鬱久或火上加火。
❽ 吃太辣或過多溫補食物。
❾ 心氣心陽不足。
❿ 勞累感冒。
⓫ 氣滯痰凝，運動不當。
⓬ 情志抑鬱，害怕表達。
⓭ 氣鬱生痰，生氣時靠吃過多有害的零食解鬱。

氣溫起伏，小心心肌梗塞

二〇一五年，衛生福利部公布一項統計數據，看起來挺嚇人的。根據統計，二〇一三年國人因心臟病、中風及高血壓疾病的死亡人數高達三萬四千多人，平均每天就約有九十三人死亡。而二〇一五年一月開始的前兩週，光是臺北市某大醫院的急診室收治急性心肌梗塞患者人數，就增加了一倍，從一週十人增加到二十人。心肌梗塞儼然成為臺灣人的健康隱憂，常見新聞中提到哪位名人因心臟疾病而猝死的消息，震撼社會。

近年來氣候極端異常，每到冬季（夏天也常見），氣溫不時急升急降，讓人吃不消。每當寒流來襲，低溫報到，血管急速收縮，此時最容易引發心肌梗塞，尤其在夜晚與凌晨時段，是心血管疾病爆發的高峰期，每年冬天總會在電視上看到遊民因低溫暴斃，或是老年人於清晨出門運動時因心肌梗塞而死的新聞，令人不勝唏噓。天冷除了透過加穿保暖衣物禦寒，更重要的保本之道還是透過飲食降低發生心肌梗塞的機率。

吃熱性食物清寒瘀血管

心肌梗塞在中醫裡屬於心血瘀阻，是所謂的「寒証」，所以要攝取可以清血管的化寒瘀食物。像是在春天可吃油菜、洋蔥、青椒、彩椒；夏天可吃九層塔、紫蘇、夏南瓜、艾草、薑；秋天可吃油菜、落花生、栗子；冬天則可吃青椒、彩椒、紅蘿蔔、芥菜、香菜，並喝薑酒。

注意小徵兆，預防心肌梗塞

心肌梗塞看似突然，其實早有徵兆！很多人以為心肌梗塞只是突發性的病症，無法預防，其實不然，只是我們輕忽了日常的小徵兆，沒有留心罷了！特別提醒大家，如果你的心前區（大約是左乳頭上方一個拳頭處）或是手臂內側不時傳來疼痛感，那你可就要當心了，這可能是心肌梗塞的前兆，請特別留意天氣變化，平時也要注意飲食以避免病發。許多人不覺得這跟心臟病有關係，往往忽略不理，其實只要知道兩者之間的關聯性，就能夠及早避免憾事發生。**平常可以透過簡單的穴道按摩保養心臟，如按內關或人中穴，而如果是急救，可按極泉穴與心區部位。**

避免進出溫差大的空間，例如夏天在外走得很熱，汗沒有擦就馬上進入冷氣房，

保養與急救心臟的穴道按摩

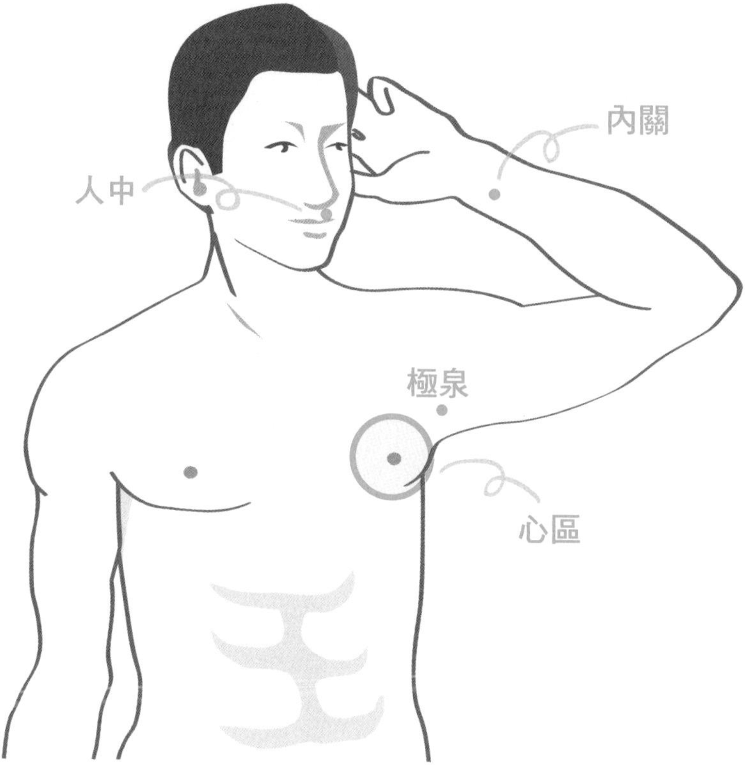

或者身體很熱時還沒有降溫就猛喝冷飲，或沖冷水、吹冷風、冷氣等；冬天時，喝完烈酒就馬上吹寒風也很危險，讓身體處在兩個極大溫差下，就容易心肌梗塞；即使不喝酒，處在瞬間溫差極大的地方，也可能引起心臟不適，只是結果各有不同。天冷時只要有流汗，就不宜在外頭直接吹風。應該先將胸前的汗擦乾後，替換乾淨的衣服，如果感覺胸前冷冷的就要特別注意，寒氣可能已經進到心裡，回到家後再泡熱水澡或用蓮蓬頭沖，另外也不要直接喝冰水，可在口中含一陣子再吞下。

除了正確的養心，平常也要避免過量食用寒性、辛辣溫熱以及刺激性的食物。此外，喝酒的人也要注意，許多人不知道喝酒不僅傷肝，其實也對心臟不好，特別是飲用酒精濃度五%以上的酒類會加速血液循環，刺激心跳加速。如果將心臟比喻成馬達，心跳就如同馬達的轉速，心跳頻率有一定的範圍，但在酒精的催化下，心臟會越跳越快，這會加速心臟的耗損。有些人在天氣寒冷時，會想要小酌幾杯暖身卻常常過量，雖然當下覺得溫暖，但如果一不小心受到風寒，很容易就引發心臟痲痺而死亡，這也是俄羅斯人死亡率高的原因之一。如果真的要喝酒，建議可以先將酒加熱，讓酒精揮發，並酌量飲用。

4-2 養肺為養氣之本

過度悲哀傷肺

中醫主張「悲傷肺」。在適當的時候適當的表達悲傷，好好的哭是一件好事，如果長期強忍，不懂得釋放情感，則有損肺臟。看著一個悲傷的消息，令人傷心難過的事，如果可以用三分鐘宣洩情感是有益的，但過程若太長，悲傷好幾天、好個月、好幾年則易傷肺，越久傷越重。我有一個學員小時候曾遭到叔叔侵犯，她二十多年來都沒有跟別人說過，只能默默承受這個痛苦。這還不打緊，她的家人卻總是在無意間表示那些會被性侵的女生都是因為自己行為不檢點才會發生這些事，怨不得別人。這種言論更是深深戳中她內心的傷口，使她更加自責，覺得一切都是自己的問題。過度悲傷讓她再也承受不住，久而久之也可能容易產生肺系疾病，哮喘、過敏，腹瀉等症狀。

來到教室學習一段時間後，讓她有勇氣對我訴說內心的不堪回憶，之後她淚流滿面，久久不能自己，彷彿要一次流完這忍了二十多年的淚。後來我適當介入，安撫她的情緒，避免她精神崩潰。我讓她學習適當的宣洩自己的情緒，避免讓自己的情緒壓垮自己。自然律例沒有艱澀的道理，只要找到自己的病徵和病由，解開那道鎖鍊，疾病自然不葯而癒。

之前她的外表黑瘦無光，沒有笑容，語言遲鈍，而今亮麗笑容綻放，美白許多，整個人輕鬆自在，而且她也知道以前那件事不是她的錯，何況當時她才只是個孩子。

養肺就是養氣

正常成人的呼吸次數約在每分鐘十五到二十次，而這一切有賴肺的運作，醫理認為肺為氣之本，不僅主呼吸，也主一身之氣。肺不好，最先影響到的就是呼吸系統，而傷害肺部的原因有：

❶ 久咳不癒。
❷ 熱症長期不解。
❸ 溫差。
❹ 病毒鬱久。
❺ 痰濕，流汗貪涼吹風。
❻ 心脾病久，拖累到肺。

起厝驚抓漏，醫生驚治嗽

咳嗽通常會傷肺氣，如果發生咳喘但是沒有氣力、痰稀白色、呼吸短懶得說話、聲音低、汗流不出來、臉色蒼白，這通常是氣虛，久了容易有慢性支氣管炎、肺氣腫、肺結核等症狀，而這些症狀屬於寒症，可以選擇白色平溫熱性食材例如杏仁、蓮藕、蓮子等。

熱病傷肺的症狀有乾咳沒有痰、或是痰少而黏、喉嚨乾癢，聲音嘶啞、或有嚴重咳血、消瘦、潮熱盜汗等狀況，這屬於熱症，常會造成肺結核、慢性支氣管炎等症。

愛喝冰水傷呼吸系統

溫差傷肺則分風寒、風熱與燥熱。風寒很忌諱運動後汗未乾就吹風、喝冷飲、暴露於寒風當中，例如夏日炎炎，全身汗流浹背就進入低溫冷氣房，雖頓時舒暢，但已傷了肺，容易罹患感冒、慢性支氣管炎，重則哮喘等。風熱的狀況舉例來說，如身處火熱的廚房或吹到焚風，也常會引起感冒，急慢性支氣管炎、肺炎等。再來談燥熱的影響，它容易造成津液受損，引起氣管炎、感冒、肺炎等。

臺灣天氣炎熱，通常一年中有半年時間溫度較高，所以臺灣人特別喜愛喝冰涼飲料或冰品。有一個學員從小就喜歡喝冰涼的飲料，特別是在運動後一定要喝一瓶結冰礦泉水。到了國中，她開始出現上氣不接下氣的症狀，家人擔心她的健康，帶她去看醫生，醫生說是氣受阻，導致呼吸不順，不過因為頻率不高，所以她也不以為意。其實她的家族早有病史，她的爺爺跟妹妹都有氣喘，只是她不覺得自己是氣喘。

二〇〇九年她生第一胎時，孩子嚴重過敏，她決定來我這裡上課，為了照顧她的孩子，她開始按照自己的體質飲食，作息也是遵照自然律例的方式，最後不僅自己的氣喘不葯而癒，連孩子的過敏好了，母子兩人過著健康的生活。

病毒鬱久的例子還有二〇〇二年引發全球恐慌的SARS，如果處置不當也會傷肺，其他如大葉性肺炎，病毒性肺炎，支氣管炎合併感染，肺膿瘍、支氣管擴張等。

再談痰濕傷肺的狀況，痰濕內停，意思是體內有很多痰，容易有氣喘、胸悶、痰鳴的症狀出現，易有喘息性支氣管炎、支氣管擴張、胸膜炎等，這些情況我都建議在作息飲食上做更好的調整。

吃白色食物護肺

臺灣四面環海，有時面臨中國的霧霾威脅，因此環境空氣品質不佳，許多人多少都有呼吸道疾病，如咳嗽、多痰、氣喘等，長期下來更對肺造成傷害，其實只要選擇正確的食物就能根治。**醫理認為「白益肺」，也就是吃白色的食物可以止咳化痰，益肺臟**，白色食物像是平溫性的白米飯、煮熟的蓮藕、地瓜、玉米、馬鈴薯等；寒涼性的食材舉凡燕窩、薏仁、絲瓜、洋菜、香蕉、白木耳、山藥等，要因應體質選擇適合的食材。

而會傷肺的食物則像是奶製品、燒烤、油炸類等，這類食物容易生痰，還是少吃為妙。除了遵從自然律例的起居和飲食，建議有氣喘症狀的患者，平常按症狀分辨寒熱証，可以適量使用涼或熱膏，按摩膻中到喉部中間區域，也可按背部肺俞穴、手拍背部或拍痧，來舒緩減輕症狀。

第5課

保肝和治肝

5-1 暗時全步數，日時沒半步

肝病讓人生變黑白

「簡直不敢相信，我的朋友才四十歲，居然罹患了肝癌？而且不到一年的時間就走了。」一個學員難過地陳述著。她說和那位朋友兩年不見，再次聽到對方的消息時，居然是突如其來的死訊。朋友身後更留下兩個幼子，往後的日子讓旁人都替他們擔心……

「因為肝病，母親四十多歲就過世了，至今我仍然遺憾著沒有辦法讓母親親眼看到我穿上禮服走上紅毯的模樣。」另一位學員想起往生多年的母親，遺憾地說著，她一直夢想能夠和母親分享一切，母親卻等不到她披上白紗就撒手人寰。

肝病被稱為臺灣的國病，一直以來，肝病的例子就不斷地在我們身旁出現，時不時便可聽聞人生因為肝病褪色成黑白的故事。我更因為十三歲那年罹患肝囊腫，在鬼門關前走了一遭，因此對於肝病的種種影響和後遺症，有著更深一層體認。

動怒抑鬱最傷肝

「肝主謀略」，所以肝功能不佳時，也容易在夜晚胡思亂想，就算睡著了，腦袋還是停不下來。因為沒睡好，白天的精神就差，看起來疲累不堪，做起事來也完全沒有幹勁。臺語有句話說：「暗時全步數，日時沒半步。」意思是夜晚時有很多主意和計畫，到白天卻又變不出把戲來。拿來形容肝臟不好的人最為貼切。

中醫又說「肝開竅於目」，所以肝火過旺時，往往會導致眼睛充血、口乾口苦；相反的，肝火不旺時，就容易產生倦怠感、無精打采、想睡覺。我們常聽說「肝火太旺」或「大動肝火」，肝不好的人容易肝氣上升，個性上比較容易急躁、發怒或衝動，常常一被刺激就氣得睡不著覺。但是越容易動怒，就更傷肝，兩者往往相互影響，形成一種惡性循環。想要遠離肝病，首要就是「平肝」，盡量提醒自己做到情緒穩定、少動怒。

肝鬱變奏曲

不動怒，指的是懂得釋放，而不是壓抑，因為抑鬱同樣是肝臟的大敵。

新竹有一位四十多歲的科技人員，兩年前因為肝腫瘤開刀，體重掉到僅剩四十二公斤。在鬼門關前走了一遭之後，他聽說自然律例的課程幫助不少腫瘤患者，於是請太太代替來上課。經過鼓勵之後，他總算親自來到教室。在閒聊當中，我明顯發現他罹患肝病的很大原因是來自於「肝鬱」，肝氣淤積給他帶來了肝腫瘤的威脅。

剛開始他有些吃驚，因為他從來不曾思考過自己是不是抑鬱，更沒想過自己的疾病會和性格有關。但仔細想來，他發現自己不僅是個嚴重的完美主義者，而且遇到事情從來不曾向別人吐露。在工作上雖然壓力很大，但總是裝作若無其事地笑笑，就算心裡非常不舒服還是不會說出來，甚至連自己的太太也不說。

在徹底了解性格為身體帶來的嚴重影響後，隔天他就開始遵循自然律例、吃地瓜餐，並隨時隨地提醒自己要適時釋放不愉快的情緒，以及經常和我討論自己面臨的情緒，並努力調節。七、八個月之後，他的氣色明顯變得好了許多，體重也增加至四十八公斤左右，更重要的是肝腫瘤的問題也得到了改善和控制。現在的他，每天活得精力充沛，而且和孩子的關係也因而更加緊密。儘管孩子已經進入尷尬的青春期，但是每一天出門前，他一定會想辦法和孩子握握手，傳達自己對他們的關心和父愛。

治病先調肝

有許多疾病的產生其實都和肝臟有關。以前的人調病先調胃，是因為過去的人吃不好，甚至吃不飽，常常伴隨腸胃問題，因此治病時通常會先調胃。但是現代人的問題不在於吃不好、吃不飽，而在於作息顛倒和環境壓力，肝臟的負擔比以前的人來得大，過度的壓力和勞累往往也帶動其他疾病，所以治病之前，最重要的就是先調肝氣。

除了大家熟知的，膽、脾、腸、胃的功能和肝都有連帶關係，乳癌、子宮和性功能不協調，也都要從調肝開始。因為肝經從腳拇指的大敦穴開始，經過生殖器旁的五里穴，然後繼續往上走到乳頭的位置。一路下來，經過了性器官和乳房，也影響這些部位和器官的健康，因此只要遇到相關的疾病，通常必須先調的就是肝。如果女性來經時會脹奶、乳房下方容易疼痛，男性肩胛骨附近的背部容易疼痛，也都要小心有肝氣鬱結的現象。

5-2 治肝用藥不用葯

在第一課「自然律例的主張」中，便開宗明義地提到「藥」和「葯」的不同。「藥」可以讓人健康快樂，「葯」對身體是有約束作用的。想要遠離疾病，應該要吃的是「藥」而不是「葯」。

之所以在此提到「藥」與「葯」的不同，不僅是因為兩者用法的正確與否嚴重影響到身體的健康，對於肝臟來說，葯物更是造成威脅肝功能的一大兇手，尤其是化學製造的「下品葯」。

葯是肝臟大敵

肝臟是解毒工廠，但它也可能因為無法分解葯物的毒性而中毒，造成葯物性肝炎。葯物性肝炎和病毒性肝炎一樣，剛開始不痛不癢，嚴重時可能引起包括急性和慢性肝炎、脂肪肝、肝硬化、肝衰竭、甚至肝腫瘤等，其中最嚴重的是猛爆性肝炎，因此談**保肝、治肝，相當重要的一環就是要拒絕亂吃「葯」**。

有些葯物在正常劑量下也會在特定人身上引起過敏反應，而這種反應對肝臟的傷害也難以預測，例如抗痙攣藥在某些人身上會引起過敏性反應，而且通常在幾星期後才發生疲倦、發燒、出疹子等症狀。

勿任意阻止內層皮膜的代謝

要提醒的是，利用藥物阻止人類內層皮膜的新陳代謝，對於肝臟也會造成不利的影響。何謂內層皮膚膜？口腔、鼻腔、喉嚨、陰道內的皮膚都屬於內層皮膚膜，這些部位的皮膚比身體外層更接近人體器官，是保護器官的後端防線。當這些內膜皮膚出現破皮或發癢現象時，應該給予身體自然代謝的機會，而非用藥物阻止代謝過程，進而造成毒素無法排出體外，因而給肝臟帶來更大的負擔。

所以我經常提醒學員，用藥時一定要特別小心，即便是擦拭或塞劑等藥物都可能對肝臟造成負面影響，尤其是本身有肝炎或是肝功能差的人，更不可不慎。

5-3 愚勇的夜貓子

每當有人問我如何養肝或治肝，我總是會回問：「你的生活作息如何？」如果對方回答「經常熬夜」，我會再問：「可以徹底改變嗎？」如果對方的答案是「不行」或是「很難」，那我便會直截了當地告訴他：「很抱歉！那我也幫不了你！」因為養肝的方法不難，最重要的就是要按照自然律例正常作息。

不熬夜養肝血

我的學員當中不乏功成名就者，從他們身上，我總是一再看到社會的壓力和環境的競爭帶給人們健康的威脅。

某天，一位在媒體界工作的學員帶著一位朋友來找我，這個朋友年輕美麗，神情中卻充滿了著急和擔心。她說，丈夫日前因為胸腹痛到不能睡覺，前往醫院檢查時，居然檢查出肝硬化。她很憂慮，經常擔心丈夫的病情哪天突然惡化……

我問她：「妳先生晚睡嗎？」她點點頭，在事業上小有成就的另一半每一天都有做不完的工作，應酬、會議、龐大的業績壓力，外加因為她自己從事夜間工作，先生每天都會體貼接送她回家，因此兩個人自然而然也成了夜貓族成員。

我又問：「可以改變嗎？」她用力地點點頭，說願意為先生的健康辭去工作，聽到這個答案，我不由得地替她和她的先生感到高興。因為我一直深信一個女人可以改變一個家庭，以她的毅力和決心，絕對可以幫助先生打敗病魔。

我告訴她，從今天起要請先生在九點以前睡覺，因為午夜是肝經運行的時間，在此之前，一定要進入熟睡狀態，讓肝膽都能得到充分休息。中醫說：「臥則養肝」，只有休息才能讓血液順著肝的門脈回到肝臟，讓肝臟得到滋養和休憩。並且配合自然律例的簡單飲食方法，慢慢就可以發現其中的功效了。

果然隔沒多久，她辭去了工作，而且認真執行自然律例。在她的鼓勵下，她和先生每天晚上十點以前就上床睡覺。每天清晨六點，她便起床為先生準備自然律例地瓜餐。一段時間下來，不僅先生的病情獲得控制，她自己的氣色也越來越美麗。

夜貓子的隱憂

不過並非每一個案例都像這位女性一樣堅定，有些人儘管知道自己有肝炎現象或是肝功能不佳，仍然沒有決心為自己的健康作出明確的改變。

我發現不少人即使已經出現肝氣鬱結，平日胸悶發怒、眼角有輕微黃疸、睡覺時容易多夢或是伴隨有口苦咽乾，仍然照常熬夜、照常上夜店喝酒，或是掛在網路上一整夜。

我很納悶為何這些人會願意拿自己的健康開玩笑？可能是因為肝臟是個任勞任怨的器官，在初期病變時不會有疼痛感，因此往往容易被輕忽。一旦肝臟出現警訊時，病情多半已經相當嚴重，治癒機率也會大打折扣了。

別拿大便當早餐

在夜貓子的生活中還有一項令人擔心的隱憂，那就是經常「拿大便當早餐」。因為晚睡的人往往晚起，趕著上班、上學，匆匆忙忙當中，很容易省掉吃早餐的步驟。在上午五點至七點是大腸經運作的時間，大腸必須吸收養分做為一天活力來源，一旦腸胃不供給養分時，大腸只能試圖從大便中攝取養分和水分，但可想見的，此時吸收的就是毒素而不是養分了。

「拿大便當早餐」的習慣不僅影響到腸胃的健康，再度被身體吸收的毒素也會對肝臟造成負擔，對身體絕對是百害無一利，夜貓族或是習慣不吃早餐的人都不應該對此事掉以輕心。正常的吃早餐、正常的排便，都是保肝的重要訣竅。

5-4 飲食背後的殺手

冷酒傷肝

熟識我的學員都知道，要我喝回春薑酒，十碗都沒問題，但是要我喝冷酒，我連一口都不會嘗試。

一樣是酒，為什麼有如此大的差別？原因就在於煮沸過的酒已經少有酒精成分了，但是冷酒當中的酒精卻會對肝臟造成嚴重負擔。

酒類當中的酒精有百分之九十以上需要由肝臟代謝，在代謝過程中會減少肝臟對脂肪酸的利用，造成過多的三酸甘油脂堆積於肝細胞當中，日積月累當肝內油脂的比例到達一定程度以上，便形成了所謂的脂肪肝，這也是為什麼長期有飲酒習慣的人容易罹患脂肪肝的原因，嚴重可能會引發酒精性肝炎、肝硬化，甚至肝癌。

可怕的黃麴毒素

飲酒之外，食物也是造成肝病的重要因素。吃了不該吃的食物，肝臟就得負責清除食物中的毒素，久而久之當然會出問題。

眾所皆知，黃麴毒素和肝癌有關。黃麴毒素是黴菌所分泌的一種毒素，寒冷地區不多見，但是在臺灣這般濕熱的地方卻經常可見黃麴毒素，尤其是像米、麥、高粱、玉米、花生和豆類等都容易受到汙染。而味噌、豆腐乳、豆瓣醬、豆豉、臭豆腐當中也容易含有黃麴毒素。

這也是為何我經常提醒，在臺灣的環境一定要盡量吃鮮食的原因。住在寒冷地區的日本人可能適合吃味噌、韓國人可能適合吃泡菜，臺灣人卻不適合吃，因為臺灣的濕熱環境並不適合儲藏或醃製，久放只會徒增黃麴毒素汙染的可能性。甚且，大自然已經為臺灣預備了足夠新鮮的食物，臺灣人可以盡情選擇對身體更有益處的新鮮食物，根本毋須去吃久放的食品。

尤其是新鮮的蔬菜水果當中富含的維生素對於肝臟機能也有相當大的幫助，可以幫助代謝肝臟中的毒素，因此位於亞熱帶的臺灣人應該多吃的是生菜、蔬果，而不是適合寒冷地區吃的味噌、泡菜。

不當的油脂、蛋白質和添加劑

此外，油脂和蛋白質的品質也對肝臟功能有極大的影響，因為不當的油脂和蛋白質都可以產生毒素，對肝臟造成負擔。在「細胞金字塔」當中，我們提過用油的正確方法應該是，夏天應該吃生菜或是用植物油拌菜，冬天才用一點點的動物油來炒菜。許多家庭主婦都被灌輸「植物油比較健康」的觀念，因而不管煎煮炒炸統統用植物油來料理。然而植物油遇到高溫時卻容易變質產生毒素，對於肝臟絕對沒有好處。

蛋白質也一樣，經過高溫烹煮、需要兩個小時以上才能被腸胃消化吸收的蛋白質都屬於劣質蛋白質，進食之後往往造成腸胃很大的負擔。腸胃無法休息，肝臟就不能休息，連帶的也會影響肝臟的運作和功能。

至於添加劑當中的化學成分也是肝臟的大敵，像是麵包當中的蓬鬆劑、加工食品中的香料、防腐劑等，不僅對肝臟有害，對於整個人體都會造成負面影響。

不當的愛心

在此同時，我要提出一個觀念，那就是不適當的愛也可能是傷肝的原因。

不了解自然律例之前，我也喜歡為家人準備消夜。從做妻子的角色去看，先生夜歸，一回家就能吃碗熱騰騰的消夜，多幸福的一個畫面，先生開心，太太也跟著安心。但是背後隱藏了一個很大的問題，那就是消夜對人體潛藏了相當大的威脅。

根據自然律例作息，深夜應該是就寢的時間，所有的經絡和器官都應該處在沉睡狀態，這時再給予消夜，無疑是要把已經想休息的身體用力搖醒，命令腸胃、肝腎統統起床繼續工作，試想，這樣會不傷肝、不傷胃嗎？

我常告訴女性學員，體諒先生或家人辛苦有許許多多的方法，但是用消夜來表達關心和愛意是完全錯誤的方法。

所謂愛之適足以害之，不當的愛和關心之下的飲食，對於肝臟和身體的負擔不可謂不大。

自然律例 Tips

肝的致命傷

1. 葯物。
2. 阻止內層皮膚膜的新陳代謝。
3. 晚睡晚起，不吃早餐，早上不排便。
4. 吃進黃麴毒素。
5. 纖維質不足，維生素不足，不當的油脂，常吃劣質蛋白質。
6. 常吃多次加工的精緻食品、人工添加劑，常喝冷酒、吃消夜。
7. 不當的價值觀、急躁、抑鬱、過勞。
8. 縱情慾。
9. 天生弱勢，如B肝帶原。
10. 不當的愛。

第6課

養腎與顧脾

6-1 擺脫「洗腎大國」宿命

方法對，洗腎也可逆！

對西醫而言，慢性腎功能衰竭是不可逆的，也就是只要腎臟一旦開始萎縮，無法執行代謝功能，最後終將走上洗腎一途，無法逆轉。這是非常悲哀的事，一旦洗腎，人生將成為黑白。但根據自然律例，凡事皆可逆，一旦發現腎臟發生病變，及早發現還是有機會恢復健康。

曾經有一個學員來向我求助，她因為A型免疫球蛋白腎病變而引發腎臟萎縮，一想到未來的日子將與洗腎機陪伴終生，她就鬱鬱寡歡，日子一久，腎病還沒壓垮她，憂鬱症就先找上她了，連帶加速腎臟的萎縮。與此同時，和她相依為命的母親癌症過世，由於不習慣一直陪伴在身邊的母親離去，她把自己關在家裡足不出戶，也不知如何面對親友的關懷，所有電話都不敢接，連擔心她的朋友親自上門按鈴，她也只敢站在門內，無法伸手開啟大門。

腎臟病變加上憂鬱症讓她的日子過得很痛苦，直到她來我教室上課。來到這裡，她學會檢測自己的體質，得知自己體質屬於寒熱夾雜，於是根據體質來選擇對的食物，她知道自己的飲食要偏向平性跟溫性為主，在作息上也有很大的改變，她開始用自然律例的作息方式生活，每天晚上九點上床睡覺，早上六點起床，不熬夜，也不亂吃東西。持續三年後，健康大有改善，她再到醫院複診時，醫生也覺得奇怪，跟她說她腎臟的大小跟三年前檢查時差不多，已經停止萎縮。腎臟停止病變，健康出現轉機，憂鬱症也不葯而癒了。

還有另一個學員，來上課之前，每週都要到醫院報到洗腎三次，來教室上課後第一件事，一樣先檢測自己的體質，發現他的體質非常寒，七項寒性生理徵狀就有五項符合，於是我要他多吃熱性食物以調整身體，作息也慢慢調整，現在他每週僅需洗一次腎，氣色也漸漸恢復了。我堅信，任何疾病只要知道病因，絕對都是可逆的，只要用對方法、認真執行，再難的疾病絕對有機會被治癒，在自然律例中，沒有所謂的「不治之症」，只有「天意難違」，卻也有「天助自助者」。

飲食作息不當，洗腎度日

根據我國健保署統計，全臺估計有七萬名洗腎人口，每年約增加三千名，洗腎密度高居世界第一，每年健保為洗腎的支出更高達三百億元，耗費人民諸多納稅。臺灣之所以會成為「洗腎大國」，和國人的飲食習慣有密切的關係，除了日常生活中攝取過多的鈉、生病喜歡亂吃成藥，不按體質飲食也是重要原因之一。另外傷腎的原因還有：

❶ **老化**：未老先衰，飲食作息思惟偏離自然律例。

❷ **久病纏身**：罹病越久，腎功能越差。

❸ **寒熱偏差**：如年輕人運動後直沖冷水，或許多人愛吃溫燥葯食，例如燒烤、酒，之後又是冰品。

❹ **縱慾**：一滴精一滴血，年輕時揮霍無度，中年後陽痿、滑精、早泄、不舉，提早報到。

❺ **恐慌過度**：多數人被訓練成凡事以恐慌態度來對待，這種心態會傷腎。

❻ **病毒侵襲**。

常吃黑色食物養腎

醫理說「腎主水」，在五行中，水屬黑色。因此，常吃黑色食物對腎臟有益，日常生活中的黑色食物不常見，但還是可以找到，像是黑豆、黑芝麻、香菇、髮菜、海帶、黑棗、黑木耳等都是顧腎的天然良品。千萬不要迷信坊間成分不明的補腎偏方，那些常含有違禁的西藥成分，補腎不成還容易傷身，最後導致洗腎。

6-2 勞心傷神是顧脾大忌

思而不解則傷脾

我有一位學員在中國開工廠，在異地創業格外辛苦，除了要忙事業，也要經營人脈打通關係，為此，他十多年來幾乎每天都要喝酒應酬。二〇一一年他回臺做健康檢查，結果發現肝臟長了三顆腫瘤，為此，他只能放下中國的事業，回臺全心養病。但治癒狀況並不如預期，在經歷三次栓塞治療失敗後，醫生告知他除非換肝，否則病灶無法根除，醫生也宣告他的生命只剩下一年多。

正當他心灰意冷之際，經過朋友的介紹來自然律例上課，並敘述病史，原本他以為是因為酒喝太多，導致肝腫瘤，不過我看他的外表瘦瘦黑黑的，而且經過檢測其體質是寒証，怎麼看都比較像是脾臟的疾病。還有一個判斷根據是他的工作內容，因為他負責工廠的營運，每天勞心勞力，為了業務拓展，常常要與當地政府協商，所以勞神傷腦是難免的。

由於脾主憂思，正所謂「思而不解則傷脾」所以我評估，他的健康癥結不在肝，而是脾出問題。經過診斷之後，我要他多吃平性與溫性食物，加上施行自然律例的作息。三年多下來，他不只活過醫師當初預測的剩餘壽命，健康狀況也大有改善，經過檢測，他的癌指數與肝功能指數都明顯下降，也不用再換肝了。

顧脾的飲食生活保養

自然律例所稱的「脾」在西醫來看其實包含三個部分：一、胰臟，分泌胰島素，二、十二指腸後半段分泌酵素，三、小腸前半段，吸收養分。由此得知，脾與腸胃的功能類似，主司消化與吸收。中醫看法則是，脾主運化水分、水穀精微，吸收養分；在西醫眼中，脾的功能不大，但中醫認為它的功能相當重要。

由於脾主司消化與吸收，所以傷脾的原因主要也跟消化與吸收有關，諸如：

❶身體虛弱，沒有食慾。

❷ 勞累過度。

❸ 飲食沒有節制：暴飲暴食、過飢不食；貪涼飲冷，過度吃生機飲食；愛吃燒烤、油炸、酒品。

❹ 受寒、沖冷水、淋雨。

❺ 憂思過度。

烤炸品、食物忽冷忽熱易傷脾

炎炎夏日中，許多人總是喜歡一邊吃燒烤或鹹酥雞，一邊喝「透心涼」的啤酒，看似快活愜意，這裡面卻隱藏幾種致病的飲食類型：冰涼的飲料、燒烤與油炸食物、酒精，這些都是傷脾的食物組合，滿足口腹之慾的同時，也要特別注意。

飲食不正常不僅傷腸胃，也傷脾，大家都知道吃東西不能太快，以免腸胃來不及消化食物，但吃東西太慢也不見得好，因為這表示根本沒有食欲，硬著頭皮吃下肚也是難以消化，還會造成脾的負擔。所以每餐的用餐時間最好控制在約二十到四十分鐘之間，過長過短都有礙身體健康。

吃黃色食物顧脾

除了避免飲食的禁忌，中醫建議多吃黃色的食物可以養脾，像是南瓜、柑橘、香蕉、黃李子、黃椒、地瓜、百香果、木瓜、鳳梨、栗子、黃肉西瓜、黃豆、玉米等黃色食品，都是天然補品。

我曾有一位學員得到嚴重的黃疸，醫生建議他住院觀察，西醫認為黃疸係因為肝發炎所引起，但我判斷他是脾胃濕熱，症狀有吃不下、腹脹、噁心想吐、疲倦、身體沉重、黃疸（鮮如桔色）、發熱、口渴、尿黃、大便稀臭，這是脾出了問題，於是建議他可以適量吃些絲瓜、龍葵、冬瓜等。後來這位學員的黃疸就不葯而癒了。有時候我們生病未必要吃葯，其實很多疾病都來自我們的不當生活、飲食習慣，把這些習慣戒掉自然就可以不葯而癒。中醫也認為，脾不好的人易導致糖尿病，特別是有胃熱的情形發生。所以說脾不好，連帶也會引起其他器官病變，不可不慎。

第7課

保腸胃和
治腸胃

7-1 危險的油麻菜籽和鐵金剛

雖然時代不斷進步，人與人之間相處的拿捏似乎仍然難解，加上社會環境競爭壓力日大，現代人很容易壓抑自己或是陷入情緒低潮，但很常被忽略的是，腸胃和身體的健康在不知不覺中也跟著遭殃。

搶抹布的媳婦

新竹一位從事公關顧問工作的學員曾經在課堂上提到，嫁進夫家並和婆婆同住之後，她隨時都處在緊張狀態。只要婆婆一踏進廚房，自己不管在做什麼，一定全部放下，趕緊衝到廚房去準備幫忙。婆婆一開水龍頭，準備要洗碗，她一定會趕快將碗筷搶過來；婆婆一拿抹布準備要擦地板，她也會趕快去搶抹布……想像這些畫面，許多學員都笑了，但是笑容裡頭，充滿的卻是心有戚戚的感同身受。

記得我要出嫁的時候，母親也曾把我叫到身旁，語重心長地叮嚀：「人家若大聲叫，你就要小聲應。」意思就是提醒我，結婚之後，一定要拿捏好當一個媳婦的角色和分寸，公婆說一就是一，說二就是二，當媳婦的人沒有多加置喙的餘地。

許多女性一定和我有同樣的經驗，儘管已經受過良好的教育、在工作上的表現也足以獨當一面，但是因為傳統禮教的約束，還是讓我們不得不以「低聲下氣」或以「油麻菜籽」為媳婦的標準範本。於是我們壓抑、我們不快樂，更糟糕的是，這些壓抑的情緒，不斷地、嚴重地傷害著我們的腸胃。

沒眠沒日的鐵金剛

角色轉換到現代男人的身上，社會環境越來越競爭，鼓勵消費趨勢越來越嚴重，每一個男人身上似乎也都背負著龐大的壓力。

另一位在新竹科技公司就業的男學員，高階的薪水和職位令旁人和親友相當羨慕。但只有他自己知道，在光鮮筆挺的西裝底下，他必須付出多少的體力、精力，更須承受多大的壓力和挑戰。每一天辦公室裡頭都有大大小小的會議等著他，辦公桌上貼滿了密密麻麻的行程進度表，外加必須經常往返出差，加班早就理所當然地成為他工作的一部分，甚至連假日，他也必須放棄和家人相處的時間，繼續到公司準備下週開會的資料。

一直以來，他雖然知道自己壓力很大，體力也急速走下坡，但是因為傳統觀念賦予男人的責任和使命感，讓他從來不敢喊累，即便面對家人或是妻小，他也從來不多談自己根本一直處在緊繃的狀態。

直到有一天，他的身體提出抗議，胃痛的程度讓他幾乎痛不欲生，並已達到需要住院治療的地步，他才發現自己一直在忽略生活中龐大的壓力，而且從來沒有停下腳步來傾聽身體的聲音。

壓力最傷腸胃

很多緊張或壓力大的人都會有，一緊張，胃部開始隱隱作痛的經驗。因為緊張時，胃液會大量分泌，導致胃有「嘈嘈」的感覺，甚至胃部肌肉也會跟著強烈收縮、痙攣，導致胃部劇烈疼痛。因此，容易情緒不好的人，腸胃的功能多半也都不好。

在我的經驗當中，抑鬱、壓力和焦慮等情緒問題比起飲食問題，對於腸胃功能的影響更為嚴重。因為人比食物更難控制，飲食和作息的習慣可以在短時間之內調整，但是個性和價值觀很難一時之間更改。為此，我常常提醒學員，若要腸胃健康，在調整飲食之前，必須先學著讓自己脫離抑鬱和情緒不穩的行列。

愛自己是健胃良藥

如何讓情緒穩定呢？首先就是要學會愛自己。

俗語說：「人不為己，天誅地滅」，許多人卻誤認為愛自己是一種自私的行為，因此一遇到事情便陷入矛盾的死胡同，明明不開心，卻又怕別人認為自己自私而不敢表達意見。其實，愛自己和愛別人並沒有牴觸，一個人如果不先愛自己，便很難去愛別人。

過去我提醒自己，現在我提醒周遭的親友和學員，「歡喜做，甘願受」的重點應該是在「歡喜做」而不是在「甘願受」。不少人常常用這句話自我安慰，卻常將重點錯放在「甘願受」上頭，忽略了必須先發自內心歡喜，才會有「甘願受」的氣度。如果搶下婆婆的抹布只是因為禮教束縛，而非發自內心歡喜，怎麼可能會「甘願受」呢？

我常常對學員說：「如果當選模範媳婦或是全能先生，最終卻積壓出癌症，值得嗎？」並非否定媳婦應該尊重長輩的倫理，或是否定工作應該積極努力，而是希望提醒學員，應該去思考情緒對於健康的影響。強迫自己，往往只會造成抑鬱和壓力，到頭來遭殃的不還是自己的腸胃和健康？

甚且，紓解壓抑並不等於撕破臉，我常說「見人說人話，見鬼說鬼話，句句是真話。」能夠領悟其中的精髓，便能在不傷人的狀況下適當抒發自己的情緒和看法，不僅可以讓人與人的關係或工作模式找到新的平衡點，更可以解救自己的腸胃於抑鬱情緒的苦海之中，豈不是兩全其美？

7-2 錯誤的飲食方法

我常說會看腸胃科的醫生一定生意興隆，因為除了情緒不穩、常緊張的人容易腸胃不適，日常飲食方法不當的人也容易有腸胃方面的問題，偏偏情緒不穩和飲食不當的現代人又特別多，所以腸胃科醫生幾乎不用擔心沒生意上門。

快食

以前的人說：「吃飯皇帝大。」強調吃飯時應該放下一切，用最輕鬆最愉快的心情用餐。但是現代人的生活總是被忙碌填滿，常常過了用餐時間，還可聽到有人嚷著：「沒時間吃飯」，甚至不時還會見到一手拿著便當，一手還握著滑鼠繼續在電腦桌前工作的景象。

因為忙，所以就趕；因為趕，所以只能囫圇吞棗、隨便亂塞。於是好好吃一頓飯成了一件浪費時間的事情，細嚼慢嚥也成為奢侈的動作。但腸胃怎麼經得起這樣的折騰？快食的次數多了，腸胃自然就會跳出來抗議。

其實，**吃飯的時間並不需要太久，否則反而容易對脾臟造成負擔。一餐以二十至四十分鐘之內完成為佳，但前提是遵守細嚼慢嚥的消化遊戲規則**，必須先讓食物在口中充分咀嚼、磨碎之後，並和唾液混合，讓唾液中的消化酶初步將食物消化分解之後，才能藉由食道將食物送到胃裡頭去做進一步的消化吸收。

要記得的是，人必須先善待身體，身體才會善待自己。工作永遠做不完，但是腸胃只有一副，因為忙碌養成快食的習慣，絕對是得不償失。

熱食

熱食也是傷害腸胃的錯誤飲食。

許多人喜歡喝熱茶、熱咖啡，尤其是冬天時，更多人喜歡呼朋引伴一起到火鍋店大快朵頤，伴著熱呼呼的香氣，吃著熱騰騰的火鍋，感覺真是溫暖又幸福。

還有人一定要喝冒煙的湯，只要湯有些涼，就覺得喝起來不過癮。曾經有一位學員就為了招待這樣的客人，一鍋湯來來回回在廚房裡熱了好幾次。但是這樣的喝法雖然過癮，卻不見得健康。姑且不論湯中的營養素是否因為來回加溫變質，可以肯定的是，溫度過高的食物對於消化系統有著極大的威脅。

研究報告已經指出，熱食和口腔癌、食道癌甚至胃癌的發生有關，熱食容易傷害口腔、食道、腸胃當中的黏膜早就是不爭的事實。

飯後才喝湯、吃甜點

另外，進食的順序也和腸胃是否健康有關。在華人飲食習慣當中，多半是吃飯配菜、配肉，然後再喝湯、吃水果以及甜點。然而，有句話說「飯前先喝湯，勝過良藥方」。為了腸胃的健康著想，正確的進食順序應該是先喝湯，再進食。

從傳統醫學的觀點來看，飯前喝湯可以讓消化系統比較「不燥」。這個觀點和現代醫學的看法不謀而合，有西醫認為飯前飲用適量的湯，可以幫助潤滑消化道，讓食物可以順利下嚥，防止乾硬食物過度刺激消化道黏膜。

有些人喜歡飯後喝湯或喝水，而且是一碗接一碗地「狂飲」。殊不知飯後正是胃忙著消化食物的時刻，此時再灌進大量的湯水，只會落得胃液被沖淡，影響消化工作的進行，進而造成胃部擴張、影響胃的蠕動消化，甚至造成胃下垂。

至於甜點和水果，也建議在飯前食用。因為甜食有鬆弛胃部肌肉的作用，若是在飯後食用，容易中斷並阻礙消化過程，造成胃裡等著被消化的食物被細菌分解成酒精或醋之類的物質，進而產生胃氣，累積出腸胃毛病。

而水果的主要成分是水分、纖維值和維生素，因此消化吸收快。若是在飯後立刻進食水果，消化慢的澱粉和蛋白質會阻塞消化快的水果，容易影響養分吸收，影響水果原本可以提供給身體的療效。因此，**正確的進食順序應該是：先吃水果或甜食，再喝湯，接下來吃飯和青菜，最後才吃肉。**

一餐多種肉類或同食魚肉蛋奶

再來，最應該禁忌的就是在一餐當中同時禁食多種肉類，或是同時食用魚肉蛋奶。在「食物的屬性當中」，我們便一再強調吃肉有所謂的「劈腿禁忌」。

一旦不同肉類同時進到腸胃，在腸胃當中混合之後，腸胃便需要耗費更多的時間去消化，當消化速度緩慢，混在一起的肉類滯留在體內，便很容易腐敗及產生毒素，對於胃腸的健康相當不利。另外，魚肉蛋奶類也不應同食，因為蛋白質原本就是最不容易消化，不同種類的蛋白質對於腸胃功能更是一大挑戰。

盡量一餐當中只吃一種肉類、一餐當中只吃一種蛋白質。吃了雞肉就不要再吃鴨肉、吃了豬肉就不要再吃牛肉、吃了蛋就不要再喝奶，想要遠離腸胃和疾病，最好切記肉類和蛋白質的「劈腿禁忌」

7-3 暗藏危機的食與物

隔夜菜

在第五課「保肝和治肝」我們曾經提到，過去的人若是生病，中醫多半會先幫病人調胃，原因除了過去物質生活匱乏，人們常常吃不飽，很大的一個原因就是過去的人為了節省總是常吃隔夜菜，加上保存設備不完善，因此往往吃進壞掉或是已經產生毒素的食物而不自知。現在物質條件改善，但有許多婆婆媽媽非常節儉，煮了新鮮的菜留給先生、孩子吃，自己則寧可撿昨天的剩菜剩飯來吃。其實，這是相當危險的做法，剩菜和隔夜菜可能含有細菌或毒素，對於腸胃都是極大的威脅。

一般我會建議學員，燙青菜和炒菜放置二十分鐘之後，最好就不要再吃。因為放置二十分鐘之後的青菜多半已經變冷，要再次食用時往往需要再次加熱，過度加熱不僅破壞維生素，也可能造成蔬菜本身變質，因此能夠馬上吃完就不要擱置太久。這也是我一直不鼓勵喝羅宋湯的原因，羅宋湯必須經過長時間熬煮，其中蔬菜的維生素早已被破壞殆盡，多喝對身體並無多大益處。

湯湯水水

湯湯水水也是腸胃的致命傷，因為水分容易稀釋唾液和胃液，胃部也會變得膨脹。我經常提醒腸胃不好，尤其有胃下垂的人應該減少喝湯湯水水，平常應以白飯為主，盡量不要喝稀飯。

不少人以為腸胃不好的人應該多吃稀飯，水水軟軟的東西應該比較好消化，事實上並不然。因為食用稀飯多半是直接喝進胃裡，甚少經過咀嚼的過程，對腸胃負擔當然比較大。這也是為何自然律例地瓜餐當中搭配的是白飯，而不是一般人熟悉的地瓜稀飯之原因。與其喝稀飯，還不如慢慢嚼、慢慢嚥的白飯，來得容易消化。

葯物

腸胃功能不佳的人，也要小心葯物的侵害。在第一課裡，我們已經提過「藥」與「葯」的不同。當地當季、適人適性的食物對身體有益，屬於上品藥；非當地當季，適人適性的食物或化學藥品都是下品葯。

對於腸胃來說，葯物相當具殺傷力，這點從許多人都會要求醫生開葯時順便開胃葯就可得知。因為胃是人體分解吸收的主要大門，葯物進到身體之後，首當其衝的就是腸胃。過硬或會產生化學變化的葯物，更是容易對胃造成負擔。

從自然律例的觀點來看，其實正確的飲食和作息就是最佳良藥。只要吃對食物、並且作息正常，人體自有免疫和自癒能力可以對抗疾病和環境的考驗。吃了自然之「藥」，而非人為之「葯」，腸胃自然而然健康沒煩惱。

7-4 粗纖維對排便的影響

過多粗纖維易傷腸胃

提到腸胃的保健，還不能不提到粗纖維的問題。所謂粗纖維，就是膳食纖維。它是碳水化合物中非澱粉多醣類，主要來源於植物的細胞壁。膳食纖維很難被人體所消化吸收，而且大多口感粗糙。含膳食纖維的食物主要有全穀類的米、麥，如糙米、燕麥，以及水果、蔬菜、乾豆類、核果類、種子等。其中又分為可溶性膳食纖維和不可溶性膳食纖維。前者如果膠、樹膠和黏膠，它們可溶於水，主要存在於水果、燕麥、大麥和部分豆類中。而大多數膳食纖維都屬不可溶性，如纖維質和半纖維質等。市場上大部分粗纖維食品中都添加了含有這類不可溶性膳食纖維的粗糧和雜糧，如玉米、麥麩、米糠等。

許多人都知道粗纖維可以幫助排便、稀釋大腸中的致癌物質，預防、治療便秘和腸道疾病，延緩血糖上升之速度。卻很少人知道粗纖維的攝取也該適量，**過多的粗纖維反而會傷害胃壁和腸絨毛，導致胃虛弱，造成食欲不振**的不良後果。

吃十穀米的小嬰兒

我有一位親友因為脊椎長了腫瘤，完全遵照生機飲食的方法進食。當時他們的孩子才出生六個月，因為有失去健康的切身之痛，擔心孩子步上後塵，所以每天除了熬製十穀精力湯給自己，同時也細心地餵孩子喝。孩子九個月之後，他更勤奮地用果汁機將十穀米打成米糊餵孩子吃，用心程度看在旁人眼裡都覺得感動。

但是問題來了。這個孩子一直以來就顯得相當沒有胃口，從來不曾喊餓，吃一口飯還可以在嘴巴含上半天，只要說到吃飯，就得三催四請才肯上餐桌。一直到國小三年級，還是長得瘦瘦小小，父母因此相當擔憂。

當孩子的媽苦惱地提到這件事時，我立刻建議她：「先不要再讓孩子吃粗纖維的五穀雜糧了。」因為孩子的腸絨毛比大人更加脆弱，根本無法吸收過多的粗纖維，一旦傷害到腸絨毛，孩子對於營養的吸收能力下降，當然沒胃口。

後來這位母親聽了我的建議，暫停五穀雜糧，開始認真地執行自然律例，不僅天天為孩子準備地瓜早餐，甚至退掉學校的營養午餐，每天依照自然律例的飲食原則親自烹煮食物送到學校。偉大的母愛加上自然律例的力量，原本瘦弱的小女孩現在已經擁有一百七十多公分的身高。

白米和糙米的烹煮比例

在課堂當中，許多學員都會問我：「自然律例地瓜早餐可不可以用糙米代替白米？」我的答案是「因人而異」。胃氣飽滿、腸胃功能良好的人可以吃，但是胃壁已經嚴重磨損，或是胃氣虛弱的人，最好還是吃純白米。尤其是嬰幼兒，因為本身的腸胃功能尚未成熟，而且容易脹氣，更不應該隨意添加糙米或雜糧。

至於胃氣飽滿、腸胃功能良好的人也不是煮了糙米說吃就吃，應該要循序漸進，按照比例慢慢添加。剛開始吃時，白米和糙米的比例最好為十九比一，確定腸胃適應了，再循序增加白米和糙米八比二、七比三、六比四的比例，但是兩者比例以五比五為限，糙米的比例最多不應高於白米。

排便不正常的隱憂

此外，排便不正常也是影響腸胃健康深遠的問題。有的人長期便秘、有的人長期腹瀉，兩者都是不正常的現象，也是致病甚至致癌的原因。長期便秘，表示身體無法自然新陳代謝，體內的毒素無法排出體外，會造成無法預料的後遺症。長期腹瀉，表示腸道無法捍衛住養分，一遇到疾病的侵襲，很容易就會應聲倒地。

不過長期執行自然律例的人很少有這方面的困擾，因為只要順應身體的自然機制去作息，每天清晨六點半吃完早餐，七點大腸經運行結束之前完成排便，加上地瓜和蔬果的幫忙，排便自然不會有煩惱，腸道也會運作正常。

自然律例 Tips

腸胃的致命傷

1. 不愛自己。
2. 壓力過大、抑鬱。
3. 快食、熱食。
4. 湯湯水水。
5. 隔夜菜。
6. 葯物。
7. 總在飯後喝湯或吃甜點。

8 一餐多種肉類、魚肉蛋奶同食。

9 過多的纖維質。

10 排便不正常。

11 來自父母的傷害，例如：給予不當的食物等。

第8課

致癌的因果

8-1 種瓜得瓜，種豆得豆

癌症的定義

何謂癌症？根據自然律例的主張，人類其實只有「生長死」，而沒有「老」和「病」，因此只要難以根治的重症或是慢性疾病都可被視為癌症，而非是有了腫瘤和癌細胞才算癌症。有人可能會說，慢性疾病可能可以拖二、三十年，腫瘤卻有立即的危險性，事實上大多數人都忽略了腫瘤多半也是經過二、三十年的累積，最後才爆發出來。因此廣義來說，需要終身洗腎的腎病患者、嚴重的糖尿病、心臟病、肝病等患者，都可算是另一種形式的癌症患者。

所謂「知己知彼、百戰百勝」，抗癌，最重要的就是要了解致癌原因。許多人談致癌的原因，多半提出的都是直接原因，但在自然律例當中，間接的致癌原因影響更為深遠，因此討論治癌的因果，自然也不能忽略這些間接原因。

不正確知識的影響

首先，我要提出一個觀念，「種瓜得瓜，種豆得豆」。人怎麼對待身體，身體就會怎麼回應，一如人類狂妄地破壞大自然，大自然只能回報以無情的反撲。

在「種瓜得瓜，種豆得豆」的致癌因果當中，首先要重視的就是「不正確的知識」。這和癌症有關係嗎？沒錯，正是如此，擁有正確的知識就可以用正確的方法來防癌、抗癌。否則儘管毅力十足或執行力十足，遵行的如果不是正確知識，不僅可能事倍功半，還可能離成功之路越來越遠。

許多人初次進到自然律例的教室，都感受到巨大衝擊，因為在這裡學得的知識和坊間許多地方不同，我常常告訴學員，不正確知識的殺傷力有時更為嚴重，好比說，許多人都強調蔬果可以抗癌，於是想要抗癌的人就拚命吃，完全忽略了吃蔬果也要有當季當地、適人適性的條件，沒有吃進蔬果的好處，反而會吃出不必要的毛病。

因此我常常告誡學員，健康的身體必需要有正確的知識當根基，尤其是必須養育下一代的父母們，擁有正確的知識才能孕育出真正健康的子女，運用不正確的知識來教養孩子不僅對孩子無益，甚至會帶給孩子傷害而不自知。

不正確的人生目標

此外，不正確的人生目標也可能是致癌的原因。

在臺北的教室中，曾經來了一位上班族學員，在學習自然律例之前，經常過著夜夜笙歌的生活。下班之後，總是呼朋引伴去吃消夜、去唱歌，遇到週末更是整夜泡在夜店，不到夜半三更，絕對不肯放下酒杯讓疲倦的身體回家休息。

直到身體向他提出抗議，慢性疾病和癌症的陰影一步步朝他逼近了，他才體驗到錯誤的人生目標是如何嚴重地傷害了自己的身體。

一個人生目標不正確的人，就不會擁有正確的生活態度，對於身體和自然律例更甚少會抱持著虔敬的心情。縱使自身的行為已經嚴重危害到健康，仍絲毫不在乎，或抱著得過且過的想法，非得健康完全亮起紅燈，才如當頭棒喝，回過頭來省思自己的行為是否為健康帶來了「種瓜得瓜，種豆得豆」的結果。

缺乏行動力和逆勢自然律例

不過也有一些人，雖然擁有正確的人生目標，但是缺乏執行的毅力和決心。沒有行為的信心是死的，如果沒有執行力，空有知識和正確的目標，在身體與癌症的保衛戰當中，還是很容易敗下陣來。

在此當中，最常見的就是「逆勢自然律例」。許多人都知道依照自然律例和人體運行律例，要健康就是要早睡、要吃早餐、要運動、一餐不能吃多種肉類等。但是知道歸知道，實際行動還是有限。

不少人每天立志要早睡、要吃早餐、要遵行自然律例去生活，但往往實踐力不足，三天捕魚兩天曬網，最後終究還是走回「逆勢自然律例」的原點。一樣晚睡、一樣不吃早餐、一餐當中看到不同的肉類還是忍不住誘惑。

在自然律例的教室當中，很明顯可以發現兩種不同的結果，一種是徹底執行的學員，一種是欠缺行動力，總是告訴自己「明天我就會開始執行了」的學員。然而從兩者身上，很容易就可以看到不同的變化，前者變得有精神、年輕、健康，後者的成效卻依舊在原地打轉，甚至越走越後退。

特別令我惋惜的是，通常願意努力執行的都是已經遭到病痛侵襲的學員，不少自認身體健康的學員往往缺乏徹底執行的動力。總要等到失去才會懂得珍惜，乃人之常情，但若是能夠防患於未然，效果豈不是更好？

壓抑為癌症之母

此外還要提到的是，任由壓力在生活中滋長，也可能是致癌的原因。只要是人，就很難沒有壓力。年紀小的時候，有考試升學的壓力；年紀稍長，有成家立業的壓力；年紀更長，有養兒育女或撫養父母的壓力。只要有機可乘，壓力這玩意從不會對任何人客氣。

雖然壓力並非全然是負面的，適時的壓力有時反而是必須，不過前提是人必須能夠控制壓力，而不是被壓力牽著鼻子走。

一旦壓力造成情緒上的負擔，造成長期的悲傷、憤怒、抑鬱，壓力就不再只是單純的壓力，而是會破壞健康的恐怖分子了。不少研究報告都指出，為數不少的癌症患者都是由於情緒長期受壓抑或突遭創傷而發病或加速病情惡化。

新竹有一位在科學園區擔任祕書的女性學員，因為先生被派駐在大陸工作，她自己每天上班之外，還必須一手包辦家裡的大小事情，以及照顧兩個年紀尚幼的孩子。因為個性好強，她並不想讓別人看出自己的壓力，甚至也不認為自己有壓力。日復一日，她每天像陀螺一樣地忙著，過著自認為一點都不憂鬱的生活，直到有一天因為情緒失控出手打了孩子，她才發現自己長久以來都處在壓力當中。

然而壓力帶給她的不只是情緒不穩，她的脖子和手臂上還不斷地冒出一個個膿疱。驚慌失措的她，先是緊張地去看西醫，西醫的診斷是濕疹，再去看中醫，中醫的答案是免疫系統失調。最後在中西葯都沒有效的狀況下，她找上了我，我們聊過之後，我告訴她：「妳的根本問題在壓力，勤吃地瓜，可以安神，執行自然律例，身體的自癒能力就會甦醒了。」

八個月之後，這位學員的症狀完全獲得改善。更令人欣喜的是，她的情緒因為執行自然律例、了解自然律例的哲理而變得更穩定，連原本降至冰點的婚姻也重新找到平衡點，甚至小倆口還計畫生育第三個孩子。

壓力的威力就是這麼可怕，一不小心健康就要栽在它的手裡。一旦壓力造成情緒抑鬱，免疫系統就會低下，器官功能就會出現問題，慢性疾病和癌症當然就很容易找上門。

8-2 先天不良，後天失調

除了認知，執行力和負面情緒等影響，「先天不良，後天失調」也是致癌的重要原因。

一個遺傳疾病基因和染色體病變的孩子，天生與慢性疾病、癌症的距離，就比別人近一些。我本身就是一個明顯的例子，因為天生的劣勢和家族的遺傳，全身上下幾乎無處不病。先天的不良，讓我沒有倖免於病的選擇，若不是因為領悟了自然律例、嚴格執行自然律例，很難想像自己的身體會淪落到怎樣的地步。

惡劣環境的影響

「後天失調」中，惡劣環境又屬排名第一。現代人以文明和進步為傲，但是文明和進步的背後卻充滿著令人驚心膽顫的汙染。看得見的水源汙染、土壤汙染、化學污染，看不見的磁波汙染、輻射汙染甚至人際關係汙染，種種汙染像長了角的惡魔領航員一般，一步一步帶領著人類走向疾病甚致癌症的地步。

聽起來真是可怕，怎麼辦呢？移民？離群索居？然而這些不是根本解決的辦法，移民一樣必須面對洗碗精、洗衣粉、食物等物質中的化學汙染，離群索居一樣躲不過全球化的水汙染和土壤汙染。

最好的解決辦法就是以自然律例來「四兩撥千金」，重新喚醒對大自然的崇敬之心，遵行自然律例生活，過得簡單、吃得簡單、用得簡單，才能將汙染的威脅降到最小。

生活越簡單越好

除了作息和飲食，我總是建議學員，生活要越簡單越好。

因為家中五個孩子統統都是過敏兒，過去我也和許多媽媽一樣，隨時隨地在擔心孩子會接觸到過敏原。為了對抗過敏原，我花了大把金錢去買防塵蟎布料製作的床單、棉被，甚至還曾經買來抗塵蟎的噴劑在家中噴灑。但是領悟自然律例之後，我猛然發現能夠防塵蟎的布料在製作過程當中必然需要經過添加更多的化學葯劑，對孩子來說，也許少了塵蟎的威脅，無形中卻又多了化學藥劑的汙染。現在，家裡五個孩子的床單都是最便宜最簡單的布料，但是過敏的狀況和生病的現象並沒有比當初用防塵蟎的布料時來得嚴重。

還有，一些可有可無的生活用品，其實都可以被省略，尤其是電器用品。前些年許多人對我家裡還未裝冷氣和我不拿手機的事情感到不可思議，有人還開玩笑戲稱我為「山頂洞人」。但是當電器輻射的問題越來越受到高度關注，手機的電磁波對人體的負面影響已經受到證明之後，不少學員已經可以了解為何我建議他們能夠不用就盡量不要使用電器，畢竟電器中的電磁波汙染也潛藏了致癌的危險因子。

8-3 錯誤的飲食習慣

當然談到致癌的原因，就不能不談到飲食問題。所謂「病從口入」，現代人之所以罹癌率節節升高。錯誤的飲食習慣可說是最主要的幫兇之一。

少當地當季的蔬果、草本穀物

在第二課「食物的屬性」中，我們一再提到食用當地當季蔬果、草本穀類的重要。一來是因為當季當地的蔬果和草本類含有豐富的維生素、纖維質，可以消炎、代謝毒素，二來是因為當季當地的蔬果、草本穀物順應時序生長，無需噴灑大量農藥或化學肥料，就可以經由大自然的孕育茂密生長，對於人體來說，是最天然、最沒有負擔的「上品藥」。

如果平日飲食，總是忽略當地當季的原則。夏天拚命吃冬天盛產的高麗菜，冬天拚命吃夏天盛產的瓜類，最後自然必須承擔違反自然律例下的人工促長後遺症，其中最嚴重的就是大量的農葯和化學肥料殘留的問題。

想要抗癌，蔬果和草本穀物是最好的「藥」，但前提必須是當季當地的蔬果和草本穀物。經常吃蔬果，卻少當地當季的蔬果、草本穀物，癌症的風險一樣會圍繞在身旁。

酸性體質和營養不均

研究報告已經指出，酸性體質的人比較容易罹患癌症和其他疾病，因為酸性體質的人，血液會比較黏稠而不易循環，新陳代謝的功能普遍也比較不佳。魚肉蛋奶、乳酪製品或加工食品都屬於酸性食物，多吃這類食品的人也容易造成酸性體質。想要抗癌防病，就要把體質調到弱鹼性，或至少調到弱酸性。

自然律例地瓜早餐主要內容為帶皮地瓜、白飯，以及二蔬一果。之所以鼓勵吃地瓜皮，原因就在於地瓜皮屬於鹼性，可以幫助調整酸性體質。建議二蔬一果的道理也一樣，因為蔬菜屬於鹼性、果肉屬於酸性，兩者合併食用之後屬性偏鹼，自然可以幫助人體預防癌細胞生長。

另外，營養不良或是營養不均衡也是致癌的原因之一。在第三課「細胞金字塔」中，我們提過有了一層又一層的營養素才能構築出穩固的細胞金字塔，幫助身體和疾病，才能藉由各種營養素的環環相扣達到新陳代謝的功能。倘使營養素攝取得不均衡，所缺乏的營養素濃度就會降低，致使整體的代謝網路出現紊亂的現象，進而影響身體運作，疾病甚至癌症很容易就會找上門了。

多油、多脂、多糖、多劣質蛋白質

過多油脂、糖分和劣質蛋白質也都是致癌因子。

太多的油脂容易引起膽酸分泌，導致膽固醇過高，以及腸道細菌繁殖產生毒素，使得心血管疾病和大腸等器官癌化的機率升高。談到油脂的同時，還不能不提到肉類的烹煮方法，我經常提醒學員，吃肉最好吃涮肉，避免吃燒烤或煙燻肉類，因為肉類油脂滴入炭火之中，經過高溫裂解之後，會和炭火作用形成致癌物質「多環芳烴」，食用之後，對人體有負面影響。

至於糖分，除了糖尿病患者，糖分本身對於人體並無嚴重的不良作用，但是因為其中營養素有限，過度攝取將影響其他營養素的攝取量，因此營養學家多半會建議降低糖分的攝取量。不過若以自然律例的觀點來看，糖果、餅乾、糕點、甜食等含糖食物中的添加劑才是更大的隱憂，對於人體的傷害更大於糖分本身。

過多的蛋白質也讓人擔心，尤其是難消化吸收的劣質蛋白質。正如我們在第五課「保肝和治肝」、第七課「保腸胃和治腸胃」當中提過，這些物質滯留在消化道當中的時間往往超過兩個鐘頭，甚至達三十六個小時，容易在體中產生毒素，自然而然也會為身體帶來致癌的風險。

水分不夠和惡劣水質

另外，水分是促進人體新陳代謝和維持生命力的重要元素，水分不足時，身體的代謝力自然跟著低下，生病和罹癌的機率相對的也會比較高。每天每個人需要補充的水分為二公升至七公升不等，而重症患者因為代謝較差，所以所需要的量可略減至體重的三十倍左右。（參見第九十六頁的「水分需求量」）

惡劣的水質當然也和罹癌因果脫不了關係。水質當中的化學物質、農藥、大腸桿菌、重金屬等，都和癌症有直接或間接的關係。不過必須了解的一件事是，水質本身並沒有問題，製造問題的是破壞水質的人類。依照自然律例的原則，每一個地方都有其順應當地自然環境和適合當地人的水質，就好像高山地區的水，礦物質含量就比平地來得豐富，其中的原因就在於高山地區較為寒冷，所以大自然給予當地人礦物質含量較高的水質，目的就是為了讓高山地區的人具備更強的禦寒能力。

所以，**喝水時需要注意的是過濾化學物質、農藥、大腸桿菌、重金屬等雜質，而不是刻意去改變水的本質，或是利用機器改變水的酸鹼性**，將水改變為所謂的純水、電解水等等。日常生活中，使用簡單的濾水器具便可達到濾去雜質的功能，設備精密、價格昂貴卻會擾亂水質本身的機器，濾出來的水對人體來說不見得比較有利。

8-4 醫療和運動，能載舟也能覆舟

致癌的因果裡頭，還不能忽視一個概念，那就是醫療和運動能夠載舟也能夠覆舟。一般人通常只會注意到，運動和醫療都是能夠捍衛健康的好方法，卻很少人認真

思考過，不必要的醫療行為和不當的運動，也可能是致癌的原因。

不必要的醫療

坊間不少人喜歡針灸、推拿或按摩，認為只要接受治療，就能夠「有病治病，沒病強身」。但事實上，不必要的醫療行為不僅無益於身體健康，甚至還可能誘發不必要的危險。

若是拿西醫與傳統醫療相較，後者更接近自然律例，因為其中蘊含了老祖宗幾千年的智慧結晶，也較少應用化學或人工藥物。平常有學員因為疲勞或氣血不足引起的病痛，我也會教授簡易的按穴、刮痧、拍痧、拔罐等自我理療或手力急救的方法來幫助他們舒緩不適。但是在指導學員傳統理療的同時，我也會提醒學員，理療最好是自己或由可信任的人來執行。

針灸、推拿或按摩等等傳統理療都是藉由「導氣」的方式來進行，問題也出在於此，既然執行者可以「導氣」，就也可以「吸氣」，一旦體內的氣被帶走，氣血就易虛弱，試想一個氣血虛弱的人，免疫力會好嗎？一旦遭遇癌細胞的襲擊，可想而知一定會比一般人來得危險。

提出此種看法，並非認為所有的理療師都會吸患者的氣，只是為了避免此種疑慮，建議除非找到可以信任的理療師，最好減少不必要的針灸、推拿或按摩等理療行為，尤其是針灸屬於穴位開放性治療，進行前更要審慎評估。

輸血的風險

輸血也是值得商榷的醫療行為，輸血背後隱藏的醫療問題更是不容忽視。意外大量失血時，必須進行緊急輸血，這絕對無庸置疑。但是當輸血行為已經成為手術當中習以為常的一部分時，很可能會造成外科醫生進行手術時過於大膽，手術風險相對也會跟著提高。

再者，從傳統醫學的觀點來看，輸血也不能光憑血型配對正常就認定萬無一失，必須考量的還有血液中「精氣神」的問題。輸血時除了應盡量用自家人的血，在「精氣神」方面比較相近之外，老人家最好也不要使用年輕人的血，以免氣血過旺而難以承受。

二十多年前，當我的先生正值血氣方剛之時，婆婆突然胃出血住院。一通電話將他召到醫院輸血給婆婆，手術總算才順利完成，婆婆卻因為無法承受先生旺盛的血氣，足足暈眩了許多天。

此外，輸血過程可能受到的感染更是值得注意，因為輸血而感染肝炎或愛滋病等疾病並非前所未聞。在自然律例當中，一旦感染這些病症，也就是得到另一種形式的癌症了。

不當運動或不運動

此外，運動雖然是對抗癌症的絕佳方法之一，但是運動也不是完全沒有風險，不當的運動或是高度耗氧的運動或工作反而氣血耗損，導致身體代謝功能變差，免疫力低下，對於癌細胞的抵抗能力也會跟著變差。

癌細胞的一大特性就是厭氧。正確的運動可以有效將氧氣帶進身體，增進身體的新陳代謝，自然有助於對抗癌細胞。不運動的人，新陳代謝率低，氣血循環差，一旦體內累積了毒素或惡性細胞，便很難將之代謝出體外，罹癌的機率相對也會提高。

運動必須講究的還有適量和適時的原則。第十課教學的「帶氧運動」會提到，天亮之前和天黑之後不運動，以免吸進的不是氣而是二氧化碳，造成氣血內含的是「陰氣」，而不是「陽氣」，運動也不宜過度劇烈。運動前一定要暖身，並且採用「少量多次」的方式來進行。以自然律例帶氧運動為例，一天當中可以進行二至三次，每次約做二十分鐘，每一次控制在二十分鐘之內，既不會造成心肺負擔，還可以達帶氧的功效，是同時能達到功效又不會傷身的最佳模式。

第9課

錯誤的育兒迷思

9-1 多喝牛奶，頭好壯壯？

「孩子，我要你比我更強！」因為這個觀念，不知道有多少父母想盡辦法，努力想要給孩子最好的一切。但，我們真的給對孩子東西了嗎？

該給孩子吃水煮蛋、喝牛奶嗎？

我和先生疼愛孩子的程度都不亞於彼此，但是在孩子年幼時，我們不知有多少次為了照顧養育孩子的方式而起爭執。每一天早晨，孩子們只要起床一上餐桌便可以享用到爸爸為他們準備的水煮蛋和牛奶。看著孩子吃下水煮蛋、喝下牛奶的那一刻，先生臉上便會不自覺露出滿足、欣喜的笑容。

我的先生年幼時正值中美合作時期，當奶粉以一種新奇又高貴的姿態出現在臺灣人面前時，不知道有多少人夢寐以求，就是希望掙幾個錢讓孩子喝一喝這種進口又昂貴的玩意。因為當年經濟條件差，所以我的先生對於牛奶一直有一種渴望，在孩子出生後，他又有能力供給孩子喝牛奶時，再怎麼說也要讓孩子喝個夠，甚至還恨不得連當年自己少喝的那部分，統統由孩子身上補回來。

先生的父愛和補償心理，我完全了解。但是身為一個母親，我又必須為孩子選擇最適合他們的食物和飲食方式。於是我大力反對孩子一年四季都吃水煮蛋，也反對孩子繼續喝牛奶。

之所以反對孩子吃水煮蛋的原因很簡單，就是考量到孩子蛋白質攝取量必須配合季節調整。氣候不同時，蛋白質的攝取量就不同。父母當然不能一招半式走遍天下，天天用水煮蛋來餵養孩子，一來容易養膩孩子的胃口，二來也會忽略為孩子調整蛋白質攝取量的時機。

至於反對喝牛、羊等動物奶，答案更是明顯不過。最重要的原因就是因為**動物的DNA、骨頭、肌肉結構、消化系統都和人類不同。不管科技如何進步，動物奶粉中的成分永遠還是比不上母奶來得適合人類的寶寶。**尤其是時下的商業牛奶不少是由注射了促奶激素的牛隻或羊隻所分泌製造，因此，人類的孩子長期飲用下，往往會引發「促熟」現象，這也是為何現在女孩初潮的年齡層會一再下降，甚至有孩子提早到八、九歲就來經的原因。女生的成熟期約十四歲，男生約十六歲。我們應該擔心那些牛奶、羊奶，導致孩子過於早熟。而早熟對孩子沒有好處，早熟也就等同短命。

適合喝牛奶的時機

眾所皆知，坊間的商業奶製品幾乎都經過多次的加工過程，和長時間的製作處理，其中蛋白質早已成為劣質蛋白質，必須耗費長時間才能被孩子吸收，這種產品對孩子的腸胃和肝腎是很大的負擔。

在自然律例的原則中，動物奶只有在緊急時才能替代人類的母奶。人類只有在飢荒、母體生病又找不到替代乳母、嬰幼兒住院或居住高寒乾燥地帶時，才適合用動物奶來應急或提供孩子可以禦寒抗體的養分。臺灣位處於濕熱地帶，氣溫原本就不適合食用牛、羊肉或飲用牛、羊奶，所以女性在生育之後，應親自在孩子嬰幼兒時期盡量哺餵母乳，等到孩子斷奶之後，便不需再添加牛、羊奶等動物奶了。

這些堅持和想法，剛開始，我的先生也完全不能接受。對他來說，給予孩子「他認為」最好的東西並沒有錯，我的觀念不僅剝奪了給孩子獲得營養的機會，更嚴重地剝奪了他給予父愛的權利。

然而就在一連串的爭執與妥協當中，我們的孩子慢慢長大了，一路走來，我的先生深刻體認到多喝牛奶不僅無助於孩子的身體健康，甚至對於孩子的過敏體質還有不良的影響。而人類的孩子適不適合喝牛奶的答案，也出現在越來越多的研究報告當中。現在，我的先生不再每天為孩子煮水煮蛋或沖牛奶了，取而代之的，他總是不斷地提醒學員：**人類就要喝人類的奶，斷奶之後，也沒有必要多喝動物奶**。

嬰兒滿周歲時就可以斷奶，不過有些媽媽還是繼續餵母奶，不過最長也不要超過兩歲。許多人會說嬰兒不喝牛奶會長不高，其實只要澱粉質跟蛋白質的攝取量足夠，不用擔心長不高，而且人的體態受所處的區域與遺傳影響比較大，跟有沒有喝牛奶沒有絕對關係，而且健康的體態遠比身高來得重要，不是說長得高就一定身體好。

幾歲可以開始吃副食品？

除此之外，副食品添加的正確與否，也是影響孩子健康與成長的重要原因。很多父母認為越早添加副食品，可以讓孩子越早增添更多營養。其實，嬰幼兒上有許多器官尚未成熟，過早添加副食品不僅容易對寶寶的腸胃造成負擔，甚至還可能造成寶寶的腸絨毛受損，影響未來的吸收與發育。

若以自然律例來說，**嬰兒六個月大後可以嘗試吃副食品**。許多人為寶寶添加副食品時都會從果汁或菜汁開始，其實**正確的方法應該是從溫和的澱粉質食物開始**。因為果汁屬於酸性，菜汁對於寶寶的腸胃來說又太寒，容易造成腹瀉，因此一開始還是先是地瓜或是白飯等澱粉類為主，對於寶寶的腸胃才不會造成太大的負擔。

八至十個月之後，如果孩子已經適應了地瓜或米飯，而且沒有腹瀉狀況的話，可慢慢添加單一種類的蔬菜。一段時間之後，如果孩子沒有出現腹瀉或皮膚過敏等反應，才可以繼續添加其他蔬菜。

有的父母會擔心孩子剛長牙，吃東西容易噎到，所以習慣將副食品做得很碎爛，建議父母不用過度擔心。在準備副食品時，地瓜與米飯不用刻意煮成糜狀，蔬菜也不用刻意切成小塊狀，只要切成條狀，不僅可以訓練嬰兒的咀嚼能力，也可以用來磨牙。很多爸媽花錢買嬰兒的輔助食品，其實是不必要的，現在輔助食品的項目太多了，怎麼買也買不完，還不如用最天然食品即可，既省錢又環保健康，像讓嬰兒生吃紅蘿蔔條，不僅可以磨牙，也不容易蛀牙。如果不讓孩子從小練習咀嚼的話，脾胃功能就不會好，無法吸收養分，自然也不容易成長。

還有，爸媽在讓嬰兒學習吃飯時，可以讓孩子自己學習如何咀嚼食物，這可以訓練他的自主能力，同時有助於腦部訓練，爸媽不要過度干預，免得剝奪孩子學習成長的機會，讓孩子從中學會如何解決問題，面對困難，長大後的抗壓性也會比較高。

其實很多爸媽都是過度憂慮了，上天讓嬰兒在六到九個月開始長牙，就是要讓他能夠學習善用牙齒，現今的新手媽媽都會把食物弄成泥狀，這無形中讓嬰兒失去學習的能力，非常可惜。

魚肉蛋，兩歲後再吃

如果嬰兒的腸胃不好或是過敏，建議兩歲後再吃魚肉蛋類，並依嬰兒的體質選擇肉類食用即可。此外，肉類不用刻意切成細塊，因為不像蔬菜多纖維，就算不仔細咀嚼，也比蔬菜好消化，所以不用擔心消化不良。

攝取魚蛋肉的方式必須循序漸進，等一種食物適應了，嬰兒沒有出現腹瀉或過敏等反應，才能繼續嘗試其他食物。必須切記的是，一餐只能添加一種魚肉蛋奶類食物，千萬不要為了求好心切，為孩子煮出「看起來很豐富、吃起來卻負擔大」的魚肉蛋大雜燴特餐。如果孩子本身患有重症，那麼副食品的添加時程更須往後延，最好等四、五歲之後才添加魚肉蛋奶類食物，以免幼童腎臟負擔過重，對於病情有負面影響。

曾經有學員憂心忡忡地帶著孩子來向我求助，她說：「陳老師，怎麼辦？我的寶寶一天到晚腹瀉，幾乎每次打開尿布都會發現腹瀉，真是讓人擔心。」我問她：「開始給孩子吃副食品了嗎？」她點點頭，因為迫不及待想讓孩子攝取食物中的營養，孩子還不到一歲，她已經一樣不缺地餵孩子吃過魚肉蛋奶了。

我看了看孩子，發現孩子不只腹瀉，而且還有嚴重的異位性皮膚炎。於是告訴這位媽媽：「暫時先停止其他的食物，只讓孩子吃地瓜和米飯吧！」

因為地瓜和米飯都具備了整腸胃的功效，而且還可以除濕補氣，對於容易腹瀉和過敏的孩子來說，就是最好的良藥了。

一段時間之後，這個孩子不再腹瀉了，異位性皮膚炎的問題也改善。更讓這位媽媽開心的是，因為做了對的選擇，孩子的腸黏膜反而沒有受到損傷，甚至在成長的過程中一直保持著好胃口，個頭也始終高人一等，這實在是她始料未及的意外收穫。

自然律例 Tips

正確的育兒方法

❶ 哺餵母乳，斷奶後不需特意增加牛奶。

❷ 勿用牛、羊等動物奶長期餵養人類的孩子。

❸ 嬰幼兒滿六至八個月後才供應副食品。副食品的內容以地瓜或是米飯等澱粉質為主，滿八至十個月後才逐漸添加單一的蔬菜。

❹ 腸胃不好或是過敏的嬰兒，建議兩歲後再吃魚肉蛋類。

9-2 打針吃藥，唯一選擇？

很多父母很害怕孩子生病，尤其是孩子一發燒，爸爸媽媽更急得像熱鍋上的螞蟻，連到了夜晚，眼睛也不敢闔上。

孩子發燒時的折騰，我一點也不陌生。十多年來，我的五個孩子三不五時就輪流發燒。在領悟自然律例之前，只要孩子一發燒，我也總是心急如焚。但是當我了解人體當中有其自然律例，發燒只是人體因為感染病原，引起白血球反應產生「熱素」，刺激下視丘體溫調節中樞，身體自動將體溫提升以對抗病菌的一種自然現象，從此之後，孩子一旦發燒，我便能夠從容地面對了。

發燒不全然是壞事

發燒之所以讓人擔心，是因為一般人普遍存著「孩子發燒會燒壞腦子」的觀念。其實可能會傷及智能或感官機能的只有腦炎、腦膜炎等病毒，而非發燒本身。**從自然律例來看，發燒反而是身體自癒的一種象徵，藉由發燒，身體可以建立起免疫能力並將體中的毒素代謝出體外，部分舊疾甚至可因此得到痊癒的機會。**從我的養子身上，就可以看到因為發燒而讓人體變得更健康活潑的實例。在幾次經驗當中，我發現他每發燒一次，原本智能障礙的腦筋就變靈光一次，甚至在發燒過後，氣喘的毛病也改善了，心臟的雜音也不見了，原本的半身不遂也逐漸改善了。神奇嗎？一點也不，那是因為藉由發燒和抗病的過程，他的身體一次又一次的代謝，因而有了「蛻變重生」的機會。

發燒的處理

既然如此，那麼在輕微發燒的處理上，就不需要過度緊張，也不需要立刻給與塞劑或退燒葯。孩子輕微發燒時，可以盡量給予維生素來幫忙瀉熱，例如蔬菜、果汁或適量的維生素錠劑等。也可以讓孩子泡溫水澡，並且多喝水，幫助孩子瀉熱。通常只要兩至三天時間，發燒現象便會改善。

但是，我也經常提醒學員，如果對於處理的方法不能夠完全掌握，或是信心不足，那麼建議還是遵照醫生指示的退燒方式去處理，以免處理不當而讓孩子吃更多苦頭。

疫苗讓孩子更有抵抗力？

而由於醫學科技的發達，孩子們從出生之後就必須接種各式各樣的疫苗。但是相關的預防制度，對孩子真是最正確的選擇嗎？

在接二連三的病毒不斷出現，人類疲於奔命地研發新疫苗和抗生素的同時，似乎很少去思考，人類侵襲大自然，病毒的反噬將是永無止盡。在與細菌病毒的戰爭中，人類終究贏不了病毒或細菌。是不是應該讓下一代自幼就學習尊重環境，學會和細菌病毒和平共存？而不是在孩子一出生，就利用人為的方式來干擾時序，剝奪孩子適應環境和建立自身抗體的機會？

遵循自然律例並非否定疫苗的功效和醫學科技的成就，但是必須提醒的是，疫苗應該充當的是人類自體免疫系統建立後補強的角色，而不是人體與環境和病毒接觸的靠山，或是在孩子一出生時就給予疫苗注射。現在孩子許多免疫力系統的問題，其實大多因為太早施打預防針的關係。

甚且，疫苗有其持續力的問題，並非打過之後就可一勞永逸。近來研究已經指出國內大規模推行的新生兒B肝疫苗出現失效的漏洞，在注射疫苗十五年至十八年之後，保守估計已經有兩成以上的人體內抗體或免疫記憶消失，無法再預防B型肝炎。

由此可見，疫苗的施打時間和施打環境，都值得我們再三深思。

自然律例 Tips

❶ 自然律例並非表示注射疫苗就是不好，要不要施打疫苗端看家長有沒有學習用正確的方式照顧孩子而定。

❷ 老年人需否施打疫苗，可自行評估老人家的身體是否需要，若是感冒會演變得很嚴重，或是拖非常久，那麼施打疫苗對老人家較好。而且年滿七十五歲的長者，政府有提供許多免費可施打的疫苗。

9-3 天生的缺陷不可逆？

翻開報章雜誌，經常讀到罕見疾病兒的故事，有些家庭甚至為了照顧孩子而陷入困境，讓人看了也覺得不忍。

其實許多疾病是可以預防的，在10—4的「避孕與優生同樣重要」也將談到，父母在製造胚胎、提供一精一卵的同時，就應思考如何遺傳給孩子最優質的健康和身體。

減少孩子缺陷的機會

在母親懷孕的過程中，當然也要盡量配合自然律例作息，強化自身的抵抗力，並遵照自然律例吃早餐、用「細胞金字塔」的方法來養生，如此自然能夠降低孩子缺陷的機會、養育出健壯活潑的孩子。

但是胎兒不是越大越好，一般來說，一個健康的孕婦在懷孕過程當中增加的體重應該在十公斤以下，胎兒大小以二千五百至三千公克為適中，如此較容易順利生產，在生產過程中較不會對母體和胎兒造成傷害。

過敏媽媽和門門兒

不過，一旦生出有健康缺陷的孩子，也不需過度憂心，只要懂得應用自然律例，身體自然會應用自體的能量，讓原本所有缺陷逆轉，朝健康的境地邁進。除了我智能障礙的養子，我也從學員的孩子身上見證到不少例子。

先前我們曾經提過的那位一天吃六個茶葉蛋的企業女強人，在懷孕之前還患有嚴重的過敏症狀，根據她自身形容，她皮膚刺癢的程度不只是皮膚表面癢，而是已經到達骨頭都會癢的程度。很長一段時間，她早上吃西藥，晚上喝中藥，而且越是苦的藥越喝，因為「聽說越苦的藥越有效」，於是每天眼睛睜開一直到睡前，她總是一直在吃藥。

原本她也顧慮不健康的母體會產下不健康的胎兒，但是因為沒有根深蒂固的優生觀念，她還是懷孕了，並且產下一個「門門兒」，指的是孩子的某些生理疾病和反應會持續出現，一直要到孩子長到門門左右的高度，症狀才會減輕或消失。

她的門門兒症狀是常在劇烈哭泣之後停止呼吸並且臉色發紫，每每都要照顧的大人用力掐孩子的人中或是鼠蹊部，待她大哭出「哇」的一聲，才會重新開始呼吸。想當然耳，照顧這樣的一個孩子會承受多少的壓力。這位學員的婆婆就曾經因為幫忙照顧孩子時，突然發現孩子停止呼吸，被嚇得暈倒在地。幸好是鄰居來訪，才趕忙叫來救護車將一老一小送到救護車急救。

一路走來，雖然這個孩子慢慢長過了門門、長成了一位可愛的少女，但是母親遺傳給她的天生劣勢卻始終揮之不去，體質似乎比別人差那麼一截，經常就得忍受病痛之苦，尤其是遺傳而來的蕁麻疹，更是讓她痛苦難當。

不過就在執行自然律例後，這些健康上的缺陷逐步迎刃而解了，病痛少了、嚴重的蕁麻疹症狀改善不少。這個少女也曾經抗拒吃母親為她準備的自然律例地瓜餐、「細胞金字塔」等健康食品，但是明顯感覺到自己天生的劣勢不見後，現在的她反而會拜託媽媽準備自然律例地瓜餐了。

我的孩子是紅孩兒

還有一個個案是這樣的：有一個學員在二〇〇九年懷孕，原本她滿心期待的迎接新生命，可是孩子出生時卻全身嚴重過敏，不僅臉、軀幹，連四肢都布滿紅斑，讓這位媽媽憂心不已。到醫院檢查，醫生說是異位性皮膚炎，由於不確定是不是由媽媽過奶給孩子，所以囑咐不能餵母奶，孩子只能喝減敏奶粉。醫生還開了處方箋給孩子，讓孩子定時服藥。這位女學員一聽到自己不能餵母奶，孩子還要吃藥，她相當不能諒解，擔心吃藥會影響孩子健康，於是她決心靠自己的力量來治好孩子的病。

後來她在朋友的介紹下來我這裡上課。聽完她的情形後，我跟她說：「這段期間妳還是先餵母奶，自己則按照體質飲食，只要妳的體質調好，在餵母奶時，孩子也能獲得足夠的營養。六個月後可以嘗試餵孩子吃地瓜、米飯，注意孩子的適應情形，不過中午十二點過後不能吃地瓜。」就這樣，她自己和孩子力行自然律例的生活飲食習慣過了半年，孩子的過敏不但沒有更加嚴重，一歲後也開始餵蔬菜水果，孩子身上的紅斑開始消退，到了兩歲半，她停止餵母奶，並根據孩子的體質餵食，到了四歲時，孩子只剩下手指的關節還有一點點紅斑。所以只要針對體質吃對食物，再加上耐心等待，就算是先天的疾病也能夠不藥而癒。

9-4 孩子一定要贏在起跑點？

晚上九點睡也能考上第一志願

我的大女兒考高中時，一度相當緊張，看著身旁的同學每天忙著補習，這科補完補另外一科，國文、數學、英文、物理、化學……而每天遵行自然律例、晚上九點就上床睡覺的她不免心慌，她問我：「媽媽，別人每天補習，回家之後還要繼續挑燈夜戰到三更半夜，我這樣會不會輸給別人？」

我信心十足並且堅定地告訴她：「別擔心！晚上九點睡覺只會讓妳頭腦更清楚，念書更有效率。」一年後，雖然她放棄成為北一女的「小綠綠」，選擇離家較近的高中就讀，但是她用錄取成績證明，只要正確遵守自然律例，一個九點睡覺的孩子一樣可以考上第一志願。

群能訓練的重要

因為環境變遷和社會競爭的壓力，時下父母總有「要讓孩子贏在起跑點」的迷思。打從孩子還在學齡前，就急著送孩子上美語學校，安排鋼琴、舞蹈、音樂、美術、棋藝等五花八門的才藝課程。孩子的生活不知不覺中從一張白紙變成一張密密麻麻的成績單，父母在乎孩子成績和智能表現，總是遠遠超過孩子在群能上的表現。

但在培養孩子智能以前，更應培養的是孩子的群能。因為一個人懂得與人相處，懂得應對進退和溝通的孩子，往往也懂得尊重別人，以及如何和自己相處，並且表達自己的感受和情緒。在求學的過程中，也較能對自己負責，並且自動自發的學習，因此就算不需要補習，表現也不會太差。

而且若以長遠來看，時空往後快轉十年、二十年，一個接受過嚴格智能訓練的孩子就一定能飛黃騰達嗎？在現實生活中，一個樂於與人相處、懂得應對進退、懂得溝通協調的人，不管是在事業或人際關係上的表現，往往不會比考試總是第一名的孩子來得差。

綠豆湯精神

有鑑於此，每次只要提到育兒方法時，我總會一再提醒：教養孩子首先要訓練的是群能而不是智能。父母除了應該要以身作則，和親友保持融洽的關係，也應該經常幫孩子安排探訪親友或鄰里的機會，讓孩子學習與他人互動。

在我的記憶中，雖然父親不常與人打交道，但在我年幼時，只要家中有客人來訪，我們兄弟姊妹就必須幫忙端著綠豆湯招待客人。因為這樣的習慣養成和訓練，我和其他的兄弟姊妹才能逐漸破除羞澀個性的障礙，學會如何與人互動和應對。當我成為一個母親之後，我也經常為孩子邀請客人到家裡，就是希望將其中的「綠豆湯精神」傳承給孩子。

學習溝通、尊重與犧牲

還有一點相當重要，那就是應該讓孩子學會溝通、尊重與犧牲。由於現在的孩子生得少，個個都是父母的心肝寶貝，相對的孩子也容易變得任性，因此教導孩子學習如何溝通，並且服從多數人的意見是相當重要的一環。

另外，也應該給予孩子學習犧牲的機會。要注意的是，犧牲和分享不同，當孩子擁有兩顆糖果，願意給別人一顆時，表示孩子可以與人分享；但是如果孩子只有一顆糖果，卻又願意把糖果給人時，這就表示孩子能夠犧牲了。能夠犧牲的孩子往往比能夠分享的孩子更有愛人的特質，但前提是，犧牲必須是真心真意的，而不是被迫，出於無奈。

再者還應讓孩子學會批評與討論的差異。批評往往不具善意，但討論確是具有保護彼此的善意，而且不是情緒化的互相挑剔與攻擊。讓孩子從小就懂得要討論不要批評，人際關係自然能夠圓潤而自在。

9-5 養兒不能防老？

「結婚？一個人的日子過得輕鬆愜意，為什麼要結婚？」

「生孩子？養一個孩子至少要一千萬，為什麼要生孩子？」

晚婚成趨勢

晚婚、少子，已經成為當今社會的普遍現象。在個人意識抬頭的今日，走進婚姻和生養孩子，對時下年輕人來說，彷彿拿了緊箍咒往自己的頭上套般，不僅多了責任也失去了自由。

根據政府統計，一九八二年調查時，男性平均初婚年齡為二十七．二歲，女性平均初婚年齡為二十三．七歲，二十年後，也就是二〇〇二年再度調查，男性平均初婚年齡為二十九．七歲，女性平均初婚年齡為二十六．三歲。男女的平均初婚年齡都已經分別提高了二．五歲和二．六歲。同時也和不孕率節節攀升、錯誤的性觀念等社會問題息息相關。

孤陰或孤陽違反自然

晚婚之外，臺灣不婚的人口也急遽攀升。一項調查發現，國內二十至三十九歲的未婚女性當中，高達四分之一抱持獨身主義，許多女性抱持獨身的理由是「怕麻煩」或「單身的生活比較自在」，但婚姻真的那麼可怕嗎？

不婚族也許認為「陰中有陽，陽中有陰」的自然律例聽起來落伍，但不可否認的是，所謂的「孤陰不生，孤陽不長」，只要是自然萬物都必須藉由陰陽調和，讓運行得到平衡。尤其是人類，不管是在心理上或是生理上，也都需要藉由陰陽調和互補來達到氣血運轉平衡，這也是聖經所說的：「男不可無女，女不可無男。」的道理。而且沒有經歷過婚姻的人，實在很難發覺自己究竟有多大的潛能，很難了解自己的愛究竟有多深？很難了解自己的恨究竟有多切？更難體會兩個人結合之後會產生「一加一不等於二」的神奇力量。

我遇過不少學員因為看到上一代婚姻不愉快或兩個家庭結合之後所帶來的人際課題而恐懼婚姻，但我也一再提醒，人生不能因為可能遇到困難就不繼續前進，不能因為婚後可能遇到難題就「看衰」婚姻，就好像不能因為人出生之後就要面對死亡，就不能好好過生活。

不少人，尤其是女性，不敢走進婚姻的原因是因為害怕成為「媳婦」。事實上，這個錯誤的傳統思惟帶給女性或婚姻關係的不必要枷鎖。在自然律例當中，根本沒有所謂「媳婦」的角色，公婆本來就不是自己的父母，女人需要尊重公婆，卻不必違反自然律例把公婆當成親生父母來侍奉，更不需自己扣上「媳婦」的大帽子，或是以傳統模範媳婦為生活標竿。在婚姻當中，不管是丈夫或是妻子都應清楚認知，在新組成的家庭當中，最重要的人就是自己，其次是先生或妻子，再來是孩子，最後才是自己的父母和對方的父母。在此順位下，彼此支持、互相尊重，如此便不會落入傳統價值觀的框架當中，也可以減少婚姻和婚後人際問題的產生。

當然，婚姻的課題很難在此三言兩語道盡，大原則是只要雙方都能破除舊思惟的框架，在互信互愛互諒的基礎下彼此扶持，婚姻就不會是愛情的墳墓，而是愛情永續經營的最佳場所了。

新生兒越來越少，老年人越來越多

根據內政部統計，西元一九九六年以前，每年出生人口都超過三十萬人（甚至有些年還超過四十萬人），不過一九九七年後，出生人口卻越來越少（二〇〇〇年除外），到了二〇〇四年，出生人口更是只有二十一．六萬人，到了二〇〇八年更降到二十萬人以下，二〇一〇年更只有十六．六萬人，二〇一二年因龍年效應，新生兒人數有二十三．四萬，但二〇一四年又降到二十一萬人，也就是每年新生人口少了十萬人。

另一方面，臺灣自一九九三年起開始進入高齡化社會，六十五歲以上老人所占比率持續攀升，占人口比為七％，到了二〇一四年已達十二％。政府預估二〇一八年，此比率將達十四％，臺灣將正式成為高齡社會！衡量人口老化程度之老化指數（註3）為八十五．七％，近十年間增加三十六．七個百分點，已超越美國、澳洲、紐西蘭及其他亞洲國家。出生率低，老年指數高的結果就是成年人的扶老比越來越重，根據行政院人口會報指出，到了二〇一六年，臺灣成年人的「扶老比」將升至十八％，首度超過「扶幼比」，成年人負擔越來越重。

生兒育女好處多

生兒育女真的完全沒有好處嗎？或者孩子真的是「來討債」的？

從婚前我就一直抱持著生養眾多的信念，自從生育第三胎中風之後，我更繼續領養了兩個孩子。許多年輕人聽到我生養了三個孩子都會有略為吃驚的表情，在聽到我還領養了其他兩個孩子，更多人簡直不敢相信自己的耳朵。

因為信仰的關係，我一直深信孩子是耶和華的產業、是上天的禮物，而不是所謂的「冤親債主」。事實上也是，也許養兒育女的過程是辛苦、疲憊的，但是在此過程中讓我們學會了付出、學會獨當一面；因為照顧孩子的種種掙扎，我們也隨著孩子的腳步一點一滴的成長，並且變得成熟。

註3：老化指數為衡量一地區人口老化程度之指標。公式：（老年人口數÷幼年人口數）×一〇〇。

不用擔心孩子多，用孩子照顧孩子

臺語有一句話是「多子餓死爸」，意思是孩子太多會拖垮家中的經濟，但以我的經驗來說，根本不是這麼一回事。照自然律例的方式養孩子，不會額外花太多的錢，假使第一個孩子學鋼琴，他之後可以教弟妹彈鋼琴，穿過的衣物也可以留給弟妹穿，就算多生幾個孩子，只要善用二手資源，就不會造成經濟負擔。

許多人常常嫌孩子吵鬧，這時候只要懂得用孩子照顧孩子，孩子有自己的語言溝通，不用太擔心哭鬧的問題。我的第二個孩子出生時，三歲大的長女已經可以幫妹妹換尿布，等到老三出生，老大已經六歲，可以同時照顧兩個弟妹了。六年後我領養一個智能障礙的孩子，他的哥哥姐姐也都會照顧他，不僅減輕我的負擔，也讓孩子學會相互照顧，而且當孩子被賦予責任時，個性上也不會驕縱，也能夠有同理心。所以我常跟我的學員說：「生五個孩子跟生一個孩子差不多，多生一點！」

養兒才能防老，教孩子照顧父母

許多人不肯生育，認為養兒防老的觀念已不復存在，覺得生養孩子，既要耗費心力又要耗費金錢，實在得不償失。但只要了解自然律例，就可發現每一個孩子都是天生天養的「天公囝子」，而不是別人的負擔。只要父母的生活簡單，吃得簡單、過得簡單，培養孩子也在物質生活簡單的環境當中長大，經濟就不會成為養育孩子的大問題，孩子也不會是來花錢的債主，而是帶來喜悅的天使，生養孩子更會是件幸福甜蜜的成就，而不是沉重辛苦的負擔。

我和先生養了五個孩子，從宗教的觀點來看，我們深信上帝會為每一個人預備足夠的糧食；從老祖宗的智慧裡頭，我們得知孩子會自己帶糧來到世上。在養育孩子的過程，我們當然也曾經掙扎或感到辛苦，但是因為孩子的到來與加入，我們變得更加有擔當，更積極努力去迎接生活中的一切挑戰。很有趣的，因為孩子給予的動力，我們在工作的表現上更加進步，機會也越來越多，經濟狀況自然而然就達到平衡點。

有人可能會說，臨老時也許孩子根本就不會給予經濟上的回報或是陪伴在側。但養兒防老的定義不應如此狹隘，養兒防老應該也包含了情感的支持和相互關心，從這個角度來看，養兒絕對是可以防老的。畢竟血濃於水的親情勝過所有一切，即使相處的過程有摩擦、爭執，但親人畢竟是親人，親人的擁抱永遠是最溫暖的。

因此，夫妻不能抱著養兒不能防老的想法而不生育，因為重點在於教育的方式，跟孩子本身無關。父母一輩子都把孩子當孩子看，並沒有教導他如何照顧父母，只期望孩子好好讀書，學很多才藝，將來找一份好工作賺錢，當孩子只被灌輸要替自己的未來打算，怎能期待他能懂得如何照顧父母？

此外，現有的勞工福利也沒有考慮到養育父母的事情，例如政府規定女性員工生產有產假、育嬰假，男性員工也可請陪產假、育嬰假，但父母生病了，需要人照顧，卻沒有「護長假」，只能花錢請看護，養育自己的兒女固然是天性，照顧父母何嘗不也是自然律例？

人可以選擇經歷婚姻的酸甜苦辣、選擇經歷生養孩子的喜怒哀樂、選擇年老時有兒孫承歡膝下的溫馨幸福，也可以選擇自在卻孤單的獨身生活、選擇恣意卻缺少純真笑聲的生活，更可以選擇年老時孤伶伶地度過餘生。

兩相比較，智者自會有明智的選擇。

第10課

回春與帶氧運動

10-1 你是我高中同學？

二十年前，當我還是個二十五歲的年輕女性，看起來已經有了五十歲的憔悴和蒼老；二十年後，我已經是個擁有五位孩子的媽媽，看起來卻比實際年齡少了四、五歲左右。

瀕死之人再度回春

比實際年齡年輕個四、五歲，也許對一個天生麗質、身體健康的女人來說並不算什麼，但是對曾經罹患癌症、曾經中風、曾經一夜白髮、長年老態龍鍾的我來說，能夠讓容貌駐足，甚至年輕化，絕對不是一件容易的事。

身邊許多人，特別是多年未見的親友對於我的改變十分驚訝，他們原本設想現在的我看起來該會有六十歲的老態，事實卻讓他們跌破眼鏡，他們簡直不敢置信我這個幾度瀕臨死亡邊緣的人，居然會和駐顏掛上關係，甚至能夠看起來比以往更加年輕。

當然在驚訝之外，更多人想要知道我到底是如何重拾青春？答案其實很簡單，只要回歸到自然律例的生活方式，加上順應身體代謝周期，執行簡便的「回春」飲食療法和泡澡等方法，青春自然就一點一滴回來了。

自然回春更勝人工技術

現代女性因為科技的幫忙和資訊發達，駐顏的方法五花八門。有人為了除去皺紋，寧可施打肉毒桿菌，忍受肌肉僵硬痠麻的後遺症；有人為了讓肌膚恢復青春，甘願讓違反自然的機器在身上磨來磨去，甚至甘心咬牙忍受機器帶給身體的不適和後遺症。愛美絕對有理，但為了留住青春和美麗而大費周章，或耗費大筆金錢，便有些捨近求遠了。上天創造人類，原本就為了人類預備了強大的自然內在力量。只要懂得順應身體的自然律例，順應身體的代謝周期去作息和飲食，青春和美貌就能夠停留。

同樣的回春現象不僅出現在我的身上，也不斷出現在許多學員們身上。不少執行自然律例的學員都有一個共同經驗，那就是只要說出自己的年紀，旁人幾乎都會投以不敢相信和羨慕的眼光。甚還有學員原本經期不順、滿臉痘痘，吃遍葯物、用盡化妝品，長年無法獲得改善，但是在執行自然律例和回春方法一年多之後，皮膚變得如少女般光滑柔亮，意外的收穫讓自己和家人都感到驚奇和欣喜。

我常常說，執行自然律例的人絕對能夠得到大自然和身體最善意的回應，簡單而自然的方法就能養生並且回春，聰明的現代人，何樂不為呢？

10-2 好好調經，擁抱青春美麗

想要青春美麗，最重要的就是經期要順，荷爾蒙不能失調。許多女性都會抱怨經期不順，來經前容易脾氣暴躁、情緒不穩，乳房容易脹痛，或是來經時肚子疼痛、冷痛、隱痛、滴滴答答或出血量很大。由於類似現象普遍存在現代女性身上，所以這些症狀似乎都被視為理所當然，許多女性也習以為常地忍受每個月一次的折騰。但事實上這些現象都是身體不正常的指標，甚至是躁症或鬱症潛在因子的表徵，長久的忽略和漠視，不僅可能讓身心的病灶日漸坐大，更可惜的是，還可能因為荷爾蒙失調，快速走上人老珠黃的地步。

調經，要在經前七天

解決經期問題的方法並不難，只要懂得利用正確的方法來調經，以上的種種問題都可以得到改善，同時還可藉此調整體內的荷爾蒙，進而達到回春的意外收穫！

如何調經呢？在傳統觀念裡，大部分的媽媽都會選在經期前後幫女兒補血補氣，但事實上，若是能夠利用經前來調整體質，效果將更加顯著。因為按照標準算法，女性的排卵日大約是在經前時四天，此時身體荷爾蒙開始大量變化，到經期七天，荷爾蒙和腦中化學物質的改變達到高峰，心理和生理上的不適更為明顯，各種經前症候群症狀如腫脹、體重增加、乳房腫脹或觸痛、頭痛、暈眩、疲倦、情緒不穩，易怒，神經質或沮喪、腹瀉或便秘等排山倒海而來，若能**在此時盡行調經的動作，不僅可以改善不適、達到「月月安」的境地，同時穩定體內荷爾蒙，並達重拾青春的功效。**

無經少女也能月月安

在我遇過的案例當中，不少是因為女兒經期不順，代而前來尋求協助的媽媽。臺北曾經有一位媽媽為了女兒的經期又憂心又苦惱，長久以來只能靠藥物幫助女兒維持正常的經期。但是吃了葯，月經來；不吃葯，月經便又無消無息。最長的時間甚至曾經長達一年多，望眼欲穿還是等不到女兒的月事。更嚴重的是，周期性的偏頭痛和腹痛嚴重影響孩子的就學狀況，每次經期一到，媽媽就要開始擔心學校通知孩子身體不適的電話再度響起。

然而就在執行經前調經法後，這位少女的經期逐漸恢復正常，剛開始雖然仍然偶爾會腹痛或偏頭痛，不過在媽媽仔細照顧下，這位女孩現在已經不再是遇到經期就愁眉不展，更不需要再為了經期症候群而請假在家哀聲歎氣了。當然更令這對父母開心的是，兩人一起執行調經的動作和自然律例後，彼此的容貌都變得更加青春而且有活力。

原本只是為了改善經期不順而執行調經方法，沒想到竟還多了回春的意外收穫，豈不是一舉兩得？

自然律例 Tips

回春調經法

一、回春薑酒

材料：老薑三～五公分、麻油五～十毫升（寒性體質者用黑芝麻油；熱性體質者適用白芝麻油）、米酒一〇〇毫升、水二〇〇毫升、肉類適量（冬天適用）、龍眼、枸杞、紅棗或蔬菜等。

飲用時間：經前七天，一天飲用兩次，最佳時間適在上午十～十二點、下午三～五點。

注意事項：

❶如果不用米酒，建議採用酒精濃度二十度左右的酒類，若用米酒頭，因為濃度較高，應該酌量減少。

❷如果真不敢喝酒，可調整水酒比例，採用水二九〇毫升：酒十毫升或水二八〇毫升：酒二十毫升，上限比例為水二九九毫升：酒一毫升。

❸燥熱性體質者可酌量減少油、薑和酒的分量。

❹烹煮時不加鹽，以免影響藥性。

二、泡澡

材料：「自然律例調經藥草包」（成分包含艾草、大豐草、抹草、薄荷等二十二種藥草）。

泡法：每包「自然律例調經藥草包」加水煮成四十公升，置入浴缸中，即可享受泡澡樂趣，泡澡的同時還可代謝體內的「風、寒、暑、濕、燥、火」等邪氣，達到調整體質的功效。

泡澡最佳時機：經前七天。

三、細胞金字塔營養調理法

除了上述二法，平日再搭配第三課的「細胞金字塔」營養調理法，可收更加顯著的回春效果。

男性和更年期後女性也可回春

調經可以回春，那麼已經過了更年期的女性或一般男性是不是就沒有回春的機會了？

其實只要願意，任何人都有重拾青春的機會，尤其是男性因為天生荷爾蒙就較女性穩定，所以回春速度也比女性來得快。我常常開玩笑地告訴女性學員們：「若是不想讓先生看起來比自己年輕，那麼『回春薑酒』一定要藏起來自己喝。」

男性因為沒有經期限制，因此調經的時間並不受限，只要平日隨意找七天，或是搭配妻子的經前七天一起飲用薑酒，便可同享回春的喜悅。

此外，飽受更年期症候群困擾和過了更年期的婦女，也可以利用「回春薑酒」和泡澡的方法來改善情緒和生理上的不適，並且達到回春功效。執行的時間也不受限制，和一般男性一樣任意選擇七天即可。

10-3 坐月子，回春除疾的重要時機

生產是改變女人一生健康最重要的機會，懂得把握住生產機會好好調節身體，不但可以改善子宮功能，也能促進荷爾蒙代謝，同時對於血液和淋巴的循環也都很有幫助。我常常告誡學員，千萬不要輕忽坐月子的重要性，一個女人可以因為生產坐月子而變得更加美麗健康，也可能因為坐月子的方法錯誤，導致百病叢生，提早加入歐巴桑的行列。

坐月子要達一二〇天

曾經有人質疑傳統的坐月子習俗，認為外國女性生產後不久便可大啖冰淇淋、正常上班和外出，華人婦女是不是特別懶惰，才需要一個月的時間來坐月子？試想一個女性在懷孕生子的過程中，子宮撐大了整整十個月、身體內臟成受重大負荷十個月，身心都經歷巨大的改變，如何會不需要時間來復原呢？

按照傳統醫學的觀點，子宮的恢復期大至可分為：三個月內流產，需要十二天的恢復期；三至六個月流產或生產，需要一個月的恢復期；七個月內流產或生產，需要四十天以上的恢復期；七個月以上流產或生產，需要一百二十天的恢復期。

由此可見，足月生產的婦女最理想的坐月子應該為四個月。除了第一個月至四十五天是正式的坐月子，後三個月也都要注意盡量避免可能產生腹壓的動作，避免經常上下樓梯、提重物或是長時間逛街，一旦感覺行走時出現下墜感，就應立即停止並休息。

月子怎麼坐？

在產後的作息方面，產婦除了應盡量安心休息，不需要因為過度恐慌而把自己包到密不通風的地步。只要注意進出的地方不要溫差過大，不要受到風寒，衣著上其實不需過分包裹，以「上暖下通」為原則即可。

另外，至今仍常聽聞產婦為了產後洗不洗澡、洗不洗頭的問題舉棋不定，甚至因此和家人大起爭執。其實傳統坐月子方法建議產婦不洗澡、不洗頭，是因為舊式建築的浴廁都建於屋外，產婦容易在前往洗澡、洗頭途中遭受風寒，因此古人才建議產婦不宜洗澡和洗頭。但是現今浴廁多半見於屋內，甚至和臥房相連，因此並不需要特別禁止洗澡、洗頭。只要梳洗完畢之後，盡快將身體和頭髮擦乾或吹乾就可以了。

坐月子吃什麼？

至於飲食方面，產婦並不需要飲用過多的湯方藥物，只要於坐月子期間除了正常飲食，每天在固定飲用上述所提的回春薑酒、「細胞金字塔」營養調理方，便能達到滋補身體和促進子宮復原的功效了。

不過**若是剖腹生產，前十二天不可吃薑酒**，最好等傷口復原得差不多了，再開始吃薑酒，否則傷口容易增生息肉。此外，在坐月子期間也應遵行「什麼氣溫吃什麼肉」以及當季當地、適時適性的自然律例原則。

行房有禁忌

另外必須提醒的是，夫妻同房時間不宜過急。一定要等到產婦的產道恢復彈性、惡露和胎毒都排乾淨後，才能重新進行魚水之歡。否則一來產婦的產道容易因為性行為而感染或鬆弛，二來胎毒和惡露也可能讓男性感到不適，可能造成心臟不舒服或是筋骨不適等後遺症。

一般來說，懷男胎和懷女胎，母體的荷爾蒙變化會有所不同，因此子宮以及產道所需要的恢復期也不同。通常生女之後，八十天不應同房；生男之後，六十天不應同房。

10-4 避孕與優生同樣重要

提到調經和坐月子的同時，我還要提醒避孕和優生的重要。

現代人性觀念開放，但是性知識仍顯得十分缺乏，一旦意外懷孕又不想生下孩子時，往往就會選擇冒險進行墮胎。此種違反自然律例的行為，不僅對女性生理留下嚴重的傷害和後遺症，對心理也會造成極大衝擊。

危險期計算圖表

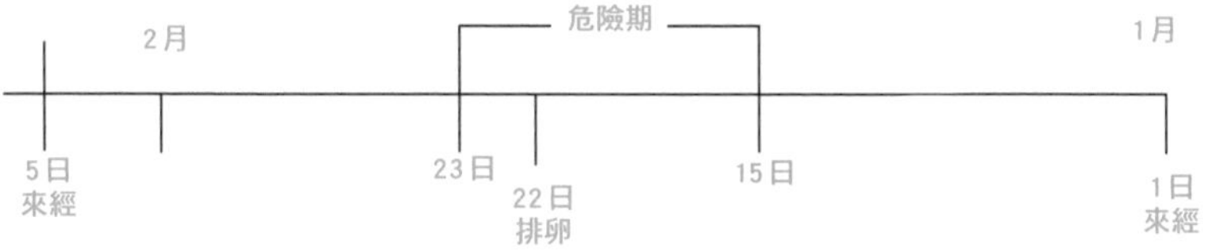

危險期怎麼算？

「生養眾多」一直是我認為值得鼓勵而且符合自然律例的觀念，但是相較起非自然流產的嚴重性，我仍一再於課堂當中提醒避孕的重要。令人驚訝的是，不管未婚或已婚、甚至已經為人母，不少學員對於如何計算危險期和排卵期還是沒有明確的認知，通常不是含糊猜測就是對答案支吾其詞。

一般而言，月經周期從二十八天至四十天都算正常，但排卵日不分周期長短，只要是經期規律的女性，排卵日就是在來經前的十四天。以一個經期三十五天的女性來看，假設她分別於一月一日和二月五日來經，排卵日便是由二月五日為基準往前推算十四天，也就是一月二十二日。

危險期的計算方法，也是以排卵日為準。因為精子的存活時間可長達七天，卵子的存活時間為一天，因此若是排卵日是在一月二十二日，那麼危險期就必須往前推算七天和往後推算一天，也就是一月十五日至一月二十三是都是可能受孕的危險期。

優生計畫從自身開始

由於現今社會的教育、飲食和作息方式都愈趨惡化，孩子們的健康也有一代不如一代的態勢，因此在決定生養下一代的同時，父母就應該要有優生觀念。一旦計畫懷孕，就要先思考如何才能孕育出最好的胚胎，以將父母雙方最好的基因遺傳到孩子身上。

大家都知道，成分越是新鮮，製造出來的產品品質也就越好，生兒育女也是同樣的道理，若是想生出健康的寶寶，父母就必須提供出最新鮮最優質的一精一卵。**在精子和卵子活動力最強的時候受孕，自然能夠生出最健康又有活力的寶寶**。

若以一個女性的排卵日是在一月二十三日為例，那麼最適合受孕的日期便是在一月二十三日當天。若是雙方無法在當天行房，則可退而求其次，改在一月二十一日或一月二十二日行房，因為精子的存活時間為七天，前三天精子尚處於活動力旺盛的時候，此時受孕所形成胚胎的品質，必然比活了好幾天、活動力已經下降的精子所製造出的胚胎來得優質。

不過為了抱持精子的「來源」品質，男方也應避免長時間不曾射精或經常射精。過久沒射精，精子容易處於老化狀態；經常射精，精子數目會減少。一般來說，計畫受孕前，男方應至少禁慾兩天以上，存量兩到三天左右的精子，在質或量上都比較適合製造胚胎。

10-5 帶氧運動

想要回春，當然還少不了養氣這項步驟。道家遵「精氣神」為三寶，一個「精氣神」十足的人，身體自然健康，看起來自然青春美麗。許多人長得精緻可人，氣色卻既憔悴又無精打采，縱然天生容貌再好，還是和青春畫不上等號。

在第三課「細胞金字塔」當中，我們曾經提到「氣」是金字塔最頂端的星星，當我們已經按部就班地攝取身體細胞所需要的營養素後，自然就要開始養氣了。尤其是氣血循環不好的人，更不可忽視養氣的動作和功效。

心跳快不等於帶氧

如何能養氣呢？最根本的方法就是要按照個人的需求，讓身體各部位的氣場動起來。更簡單一點地說，就是將氧氣帶進身體，讓血液中充滿氧氣，藉此活絡氣血暢通循環不良的部位。

所謂的帶氧和燃脂不同，許多運動都標榜有氧，以為越是蹦蹦跳跳、氣喘吁吁就是帶氧量越高，或是心跳次數越快，帶氧量就越高。事實並不然，帶氧量應該是以呼吸替換次數來計算，運動時應該由慢漸進，慢慢啟動、緩緩進行，最重要的是要配合呼吸，如此才能將氧氣帶到身體的最深層。

太陽不出來不能運動

另外，運動時間也應配合自然律例的原則，太陽未升起，就不適合運動。《黃帝內經》中曾經提到沒太陽不鍛鍊、內臟初醒不運動。原因在於清晨時，人體的血壓和基礎體溫都偏高，猛然從事運動可能會為身體帶來負面影響。尤其是氣血不足的人和老年人，若在清晨猛然起身或是一起床便從事激烈運動，容易引發頭暈或心血管方面的疾病。

而且一般人運動都習慣與樹林為伍，但太陽升起之前，樹木當中的葉綠素還無法藉由日光進行光合作用，樹林當中充滿的是二氧化碳而不是氧氣，這時置身樹林中，不僅無法將新鮮的氧氣帶進身體，反而會吸入不必要的二氧化碳。

還有，運動之前一定要先吃早餐，並且完成排便，才不會將毒素停留在體內，造成運動效果大打折扣。

自然律例帶氧運動五式

第一式　扭轉乾坤

功效：將氧氣帶到肢體末梢，活絡肢體並帶動肢體血液循環。

分解動作：

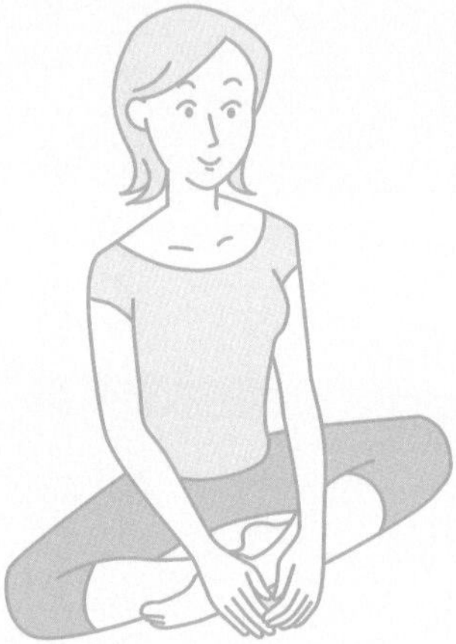

❶ 身體自然盤坐。若盤坐有不適感，也可採用自然坐姿，形式不需過於拘泥，以舒適為原則；重症患者可改躺姿。

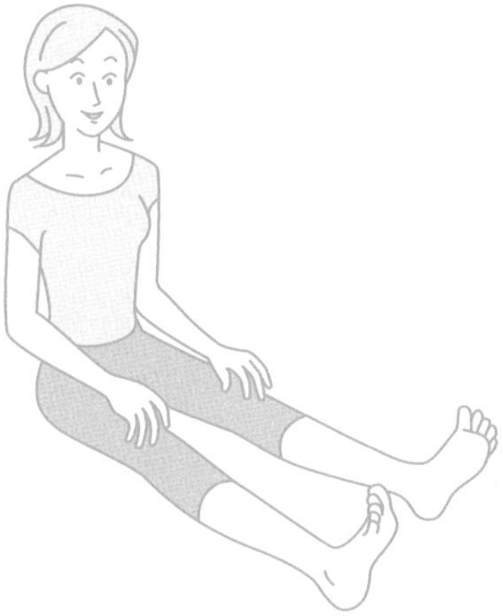

❷雙腿自然前伸、雙手置於大腿上，先向內轉動踝關節數次後，繼續反方向轉動。

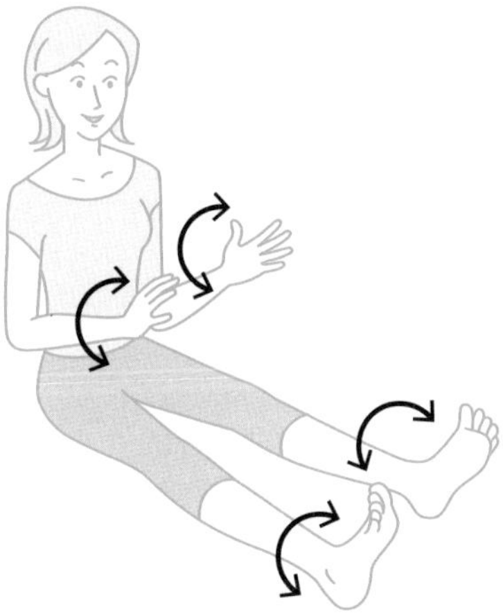

❸繼續轉動踝關節，並將雙手移於胸前，配合腳踝動作，先向內、在向外轉動腕關節，次數視個人體能和時間而定（心臟病或高血壓患者，手部不宜高過心臟）。

第二式　如意指

功效：將血液和氧氣帶到肢體末梢，促進全身血液循環。

分解動作：

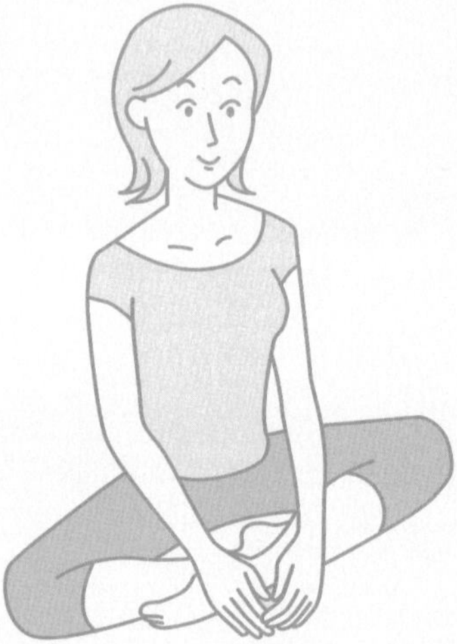

❶ 身體自然盤坐。若盤坐有不適感，也可採用自然坐姿，形式不需過於拘泥，以舒適為原則；重症患者可改躺姿。

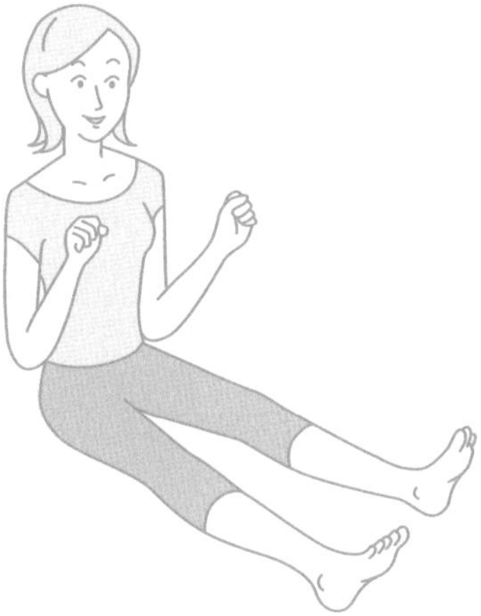

❷雙腿自然前伸、雙手自然屈於胸前，緊握手指、緊併腳趾。

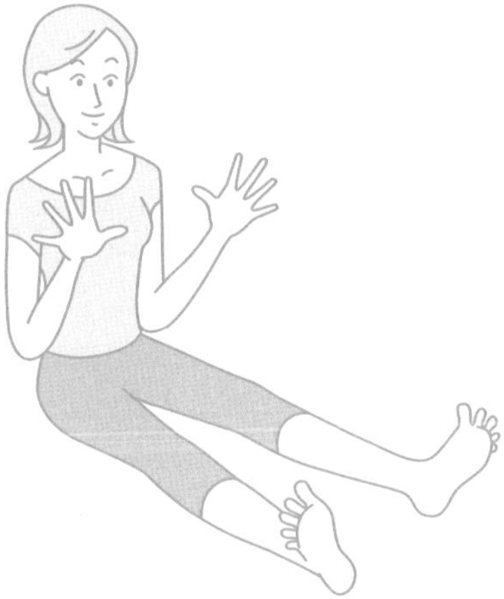

❸用力撐開手指和腳趾，次數視個人體能或時間而定，但動作的同時，須注意肩膀和大腿、手臂必須保持在放鬆狀態。

第三式　蝴蝶擺翼

功效：通利筋骨，將氧氣帶到下盤，柔軟腿部肌肉，防止腿部老化。

分解動作：

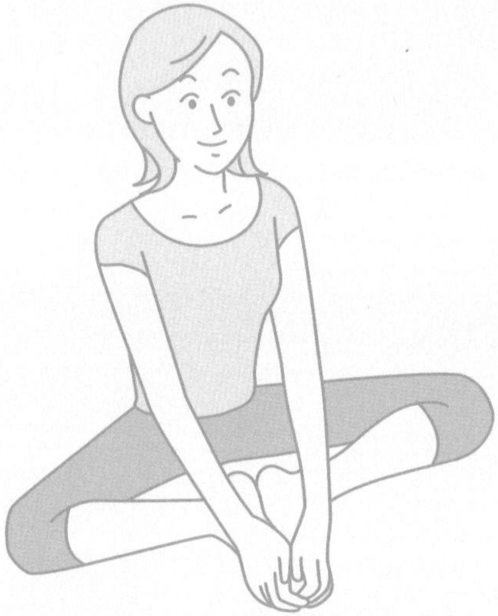

❶ 身體自然盤坐，兩隻腳掌對放，十指合併握住腳尖。

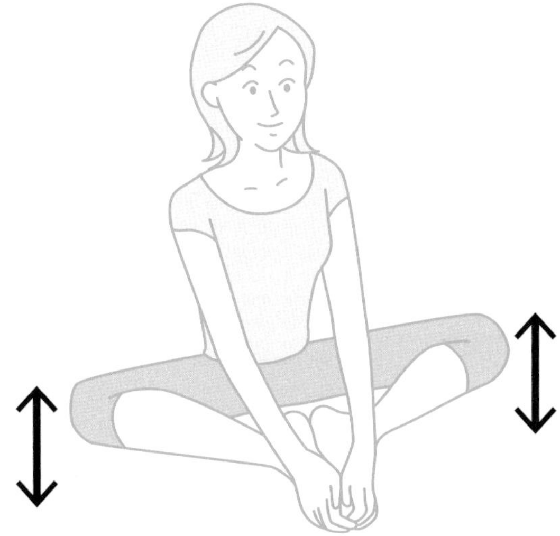

❷用大腿內側肌肉和髖骨力量帶動雙腿上下震動，建議進行約六十次左右。體能不佳者，可採循序漸進方式，不宜躁進。

第四式　祥龍展背

功效：背脊造血，將氧氣帶到脊椎，促進全身血液循環。

分解動作：

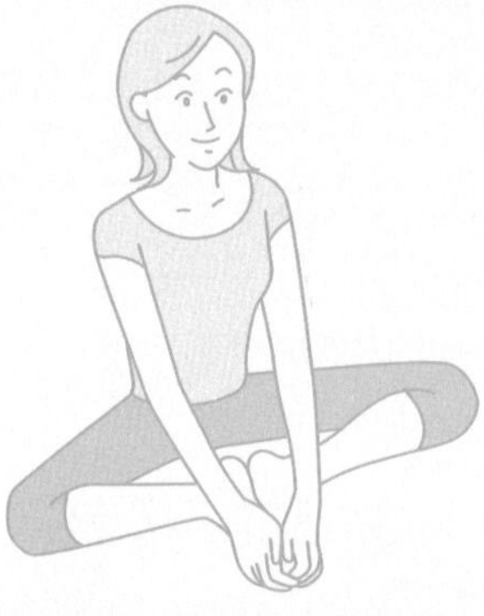

❶身體自然盤坐，兩隻腳掌對放，十指合併握住腳尖。

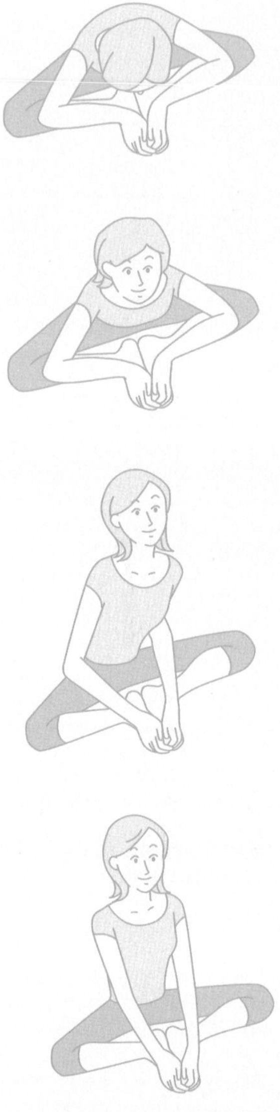

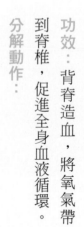

❷頭部往前傾至額頭碰腳尖，停留數秒後，利用脊椎的力量帶動頭部和身體緩緩往身體外側漸漸而上，搭配雙眼往上看，直到成抬頭姿勢。

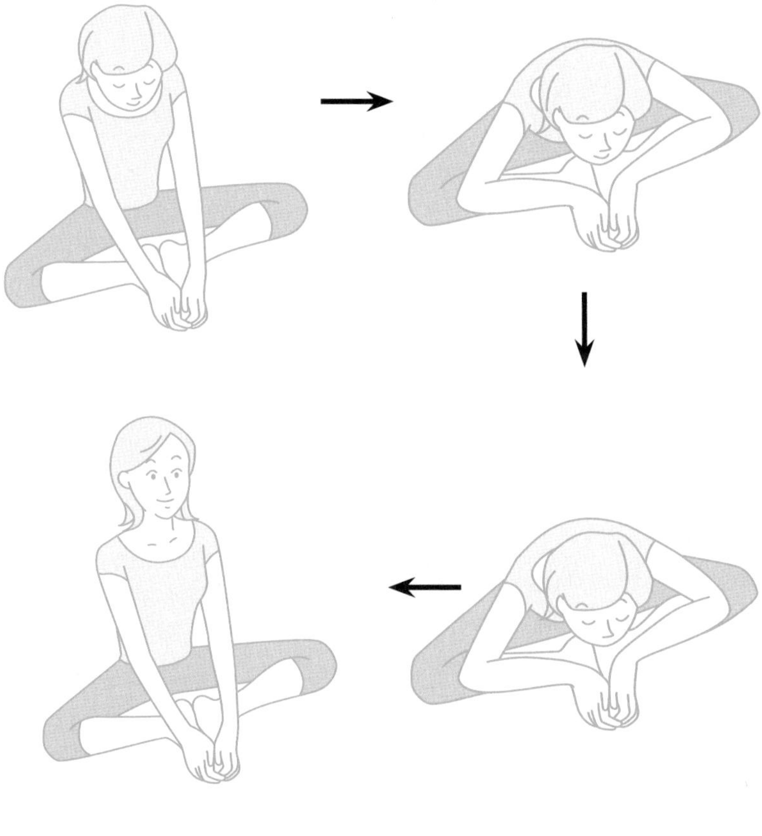

❸頭部往前傾至下巴靠近腳尖，停留數秒後，利用脊椎的力量帶動頭部和身體緩緩往身體內側縮回，漸漸向上，直至頭部回到起式（動作❶）的位置。次數視個人體能或時間而定。

第五式　左右逢源

功效：通利筋骨，將氧氣帶到上半身，刺激上半身穴道，防止老化。

分解動作：

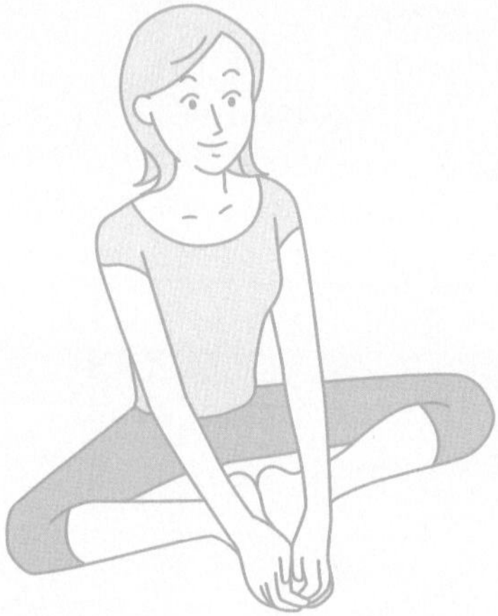

❶ 身體自然盤坐，兩隻腳掌對放，十指合併握住腳尖。

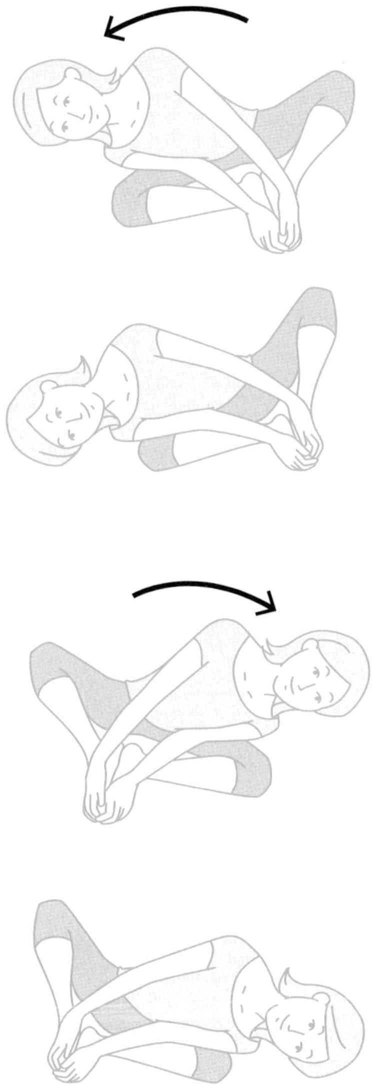

❷ 身體緩緩倒向左邊，直至頭部碰地；緩緩起身後，再倒向右邊。反覆動作次數依照個人體能或時間而定。

CARE 系列 024

自然律例——地瓜餐創始人的養生之道【十週年增訂版】

作者——陳堅真
主編——陳信宏
責任編輯——尹蘊雯
責任企畫——曾睦涵
美術設計——我我設計工作室
封面攝影——廖家威
董事長
總經理——趙政岷
總編輯——李采洪
出版者——時報文化出版企業股份有限公司
一〇八〇三 臺北市和平西路三段二四〇號三樓
發行專線—（〇二）二三〇六—六八四二
讀者服務專線—〇八〇〇—二三一—七〇五・（〇二）二三〇四—七一〇三
讀者服務傳真—（〇二）二三〇四—六八五八
郵撥—一九三四—四七二四時報文化出版公司
信箱—臺北郵政七九～九九信箱
時報悅讀網——http://www.readingtimes.com.tw
電子郵件信箱——newlife@readingtimes.com.tw
時報出版愛讀者粉絲團——http://www.facebook.com/readingtimes.2
法律顧問——理律法律事務所 陳長文律師、李念祖律師
印刷——盈昌印刷有限公司
初版一刷——二〇一五年四月十七日
定價——新臺幣三〇〇元
⊙行政院新聞局局版北市業字第八〇號
版權所有 翻印必究（缺頁或破損的書，請寄回更換）

國家圖書館出版品預行編目資料

自然律例——地瓜餐創始人的養生之道
【十週年增訂版】/陳堅真 著；-- 初版. –
臺北市：時報文化, 2015.04
面；　公分. --（Care;024）
ISBN 978-957-13-6246-5（平裝）
1. 營養 2. 健康食品

411.3　　　　　104004982

ISBN 978-957-13-6246-5
Printed in Taiwan